# 梅奥医疗危重症病例回顾

主　编：Rahul Kashyap,MBBS
　　　　John C. O'Horo,MD,MPH
　　　　J. Christopher Farmer,MD
副主编：Kianoush B. Kashani,MD
　　　　James A. Onigkeit,MD
　　　　Kannan Ramar,MBBS,MD
主　译：赵　炜　顾　勤　苏东明
参　译：陈　娇　蔡建芹　郭瑞娟　贾　凌
　　　　薛　翔　徐微笑　杨敬辉

东南大学出版社
SOUTHEAST UNIVERSITY PRESS
·南京·

图书在版编目(CIP)数据

梅奥医疗危重症病例回顾/(美)拉胡尔·卡西亚普,
(美)约翰·C.奥哈拉,(美)J.克里斯托弗·法玛尔主编;
赵炜,顾勤,苏东明主译.—南京:东南大学出版社,
2021.10
书名原文:MAYO CLINIC CRITICAL CARE CASE
REVIEW
ISBN 978-7-5641-9412-3

Ⅰ.①梅…  Ⅱ.①拉…②约…③J…④赵…⑤顾…
⑥苏…  Ⅲ.①急性病-病案-分析②险症-病案-分析
Ⅳ.R459.7

中国版本图书馆 CIP 数据核字(2021)第 015000 号

江苏省版权局著作权合同登记
10-2020-584

MAYO CLINIC CRITICAL CARE CASE REVIEW, FIRST EDTION
was originally published in English in 2016. This translation is
published by arrangement with Oxford University Press. Southeast
University Press is solely responsible for this translation from the
original work and Oxford University Press shall have no liability for
any errors, omissions or inaccuracies or ambiguities in such translation
or for any losses caused by reliance thereon.

**梅奥医疗危重症病例回顾**

| | | |
|---|---|---|
| 主　　译 | 赵　炜　顾　勤　苏东明 | |
| 出 版 人 | 江建中 | |
| 责任编辑 | 张　慧 | |
| 出版发行 | 东南大学出版社 | |
| | (江苏省南京市四牌楼 2 号东南大学校内　邮政编码 210096) | |
| 网　　址 | http://www.seupress.com | |
| 印　　刷 | 江阴金马印刷有限公司 | |
| 开　　本 | 710mm×1000mm　1/16 | |
| 印　　张 | 14.5 | |
| 字　　数 | 230 千字 | |
| 版 印 次 | 2021 年 10 月第 1 版第 1 次印刷 | |
| 书　　号 | ISBN 978-7-5641-9412-3 | |
| 定　　价 | 150.00 元 | |

(＊东大版图书若有印装质量问题,请直接与营销部联系,电话 025-83791830)。

## 声明：

**美国国会图书馆在版编目数据**

姓名：Kashyap, Rahul，编者 | O'Horo, John C.，编者 | Farmer, J. Christopher，编者

标题：梅奥医疗危重症病例回顾/编者 Rahul Kashyap, John C. O'Horo, J. Christopher Farmer；副编，Kianoush B. Kashani, James A. Onigkeit, Kannan Ramar

其他标题：危重症病例回顾 | 梅奥医疗科学出版社（系列）

说明：牛津；纽约：牛津大学出版社，[2015] |

系列：梅奥医疗科学出版社 | 包括参考文献书目与索引

标识符：LCCN 2015040586 | ISBN 9780190464813 (alk. paper)

目：| MESH：Critical Care—methods—Case Reports. | Diagnosis—Case Reports

分类：LCC RC86.8 | NLM WX 218 | DDC 616.02/8—dc23 LC 可于 http://lccn.loc.gov/2015040586 查询

9 8 7 6 5 4 3 2 1

由美国 CTPS 印刷

梅奥基金会不为任何具体的产品或服务背书，本书中提及的任何产品或服务仅作为信息目的的提及，不应作为作者或梅奥基金会背书的证明。已进行充分的确认以保证内容的准确性及描述的普遍可接受性。但作者，编者，及出版方不对任何应用本书中信息导致的错误，疏漏，或任何后果负责，且不对出版物的内容进行任何保证，明示，或暗示。本书除作为合格医疗提供者的建议外别无他用。

作者，编者，及出版方为确保在出版时书中药物选择及剂量控制能够依循当时的建议及实践付出了努力。但从发展性的研究，政府规制变化，及药物治疗和药物反应依托的背景来考虑，读者应仔细查询药物包装信息以确定对症及用量，并注意附加事项和预防提示。该条对不常用及新发现药物的使用尤其重要。

本书中一部分药物及医疗器械经美国食品药品监督管理局（FDA）许可，在严格控制的研究中有限制地使用。对负责任的医疗提供者来说，他们应查明FDA对每种临床计划用药或使用器械给出的信息。

# 序一

首先对于本书能够有机会译成中文版并推荐给中国医师,感到非常的荣幸。本书主要基于梅奥诊所临床病理病例(CPC)会议上危重症医务人员的病例总结,突出临床重点,最终能够得出联系到临床实践的结论。本书将这些病例中精华内容汇集成文,所有撰写者均为 Mayo 诊所的医生,通过独特的形式展示了真实的病例并回顾总结了重症医学相关知识和经验分享,适用于重症医学的临床及基础研究,期望这种新颖独特的危重症教材能够对中国读者产生价值。

前期通过与中国 ICU 医师团队进行了深切的交流和经验分享,了解到中国的重症医学发展及现状,也震惊于中国重症医学发展的迅速和强大的活力。随着社会的进步,中美之间医学的交流日益增多,希望能够有机会进一步加强合作!

Rahul Kashyap

2021 年 7 月

# 序二

　　近年来重症医学取得了突飞猛进的发展,已经成为临床医学各学科中的佼佼者。我国重症医学起步较晚,但通过广大重症同道的不懈努力,重症医学队伍取得长足的进步,显示了强大的活力。学科理念是一个学科的核心,反映学科理念的临床思维和决策过程就是这个学科临床救治能力的体现。重症医学的临床决策过程具有时间的高度敏感性和生理紊乱的准确导向性要求,培养和锻炼重症医学医务人员的临床思维能力就显得非常重要和迫切。本着贴进临床,学习经验,提高临床认知的想法,顾勤教授、赵炜教授和苏东明教授牵头组成翻译团队,通过与美国梅奥诊所的交流并获得许可,最终翻译了此书。

　　此书所涉及病例均为世界著名医疗机构-美国梅奥医学中心的真实案例,并源自梅奥医学中心具有较高影响力的临床病理病例讨论会(CPC),均是具有代表意义的典型案例,传承了CPC的精神,聚焦临床,凝练精华,以全新的视角、深入浅出的形式,将梅奥重症医学的全貌展示给读者。目前此类危重症病例回顾书籍较少,对于临床上中青年医师以及规培和实习的人员来说,这种病例回顾类危重症书籍是非常实用的,相信会受广大医务人员的欢迎。

　　本书内容分为两部分:第一部分是对临床病例进行了展示和讨论;第二部分采用问答形式对前面病例的重点、难点进行了回顾,相信这种独特的形式能够对读者产生帮助。本书的作者均来自美国重症医学及相关领域的知名专家,首席作者 Rahul Kashyap 系美国著名医学专家,具有丰富的临床经验。作者将梅奥CPC的特点汇集成文字,并将讨论中的优秀病例转化为本书内容,包括了临床常见的经典病例以及少见的疑难病例。另

1

外,译者在征得原作者允许后,结合国内的临床工作实际,对每一病例进行了点评,阐述了中美医生在临床治疗思维中的异同,相信一定会对读者在重症患者诊疗及救治方面起到必要的指导作用。

邱海波

东南大学附属中大医院

2021 年 10 月

# 前　言

市面上少有危重症回顾类书籍。此类书籍大都可以归为两类:传统的章节式图书,基于生理与病理生理学的器官系统编排;或者是一本问答形式的综述式图书,也基本是基于器官系统编写。对实习医师或者培训中的人员来说,这种综述式内容是合适的,但其内容单调乏味,且两本同类书之间罕有区别。相反,《梅奥医疗危重症病例回顾》是一本新颖独特的危重症教材,它基于梅奥临床病理病例(CPC)会议上危重症医务人员介绍的病例编写。CPC会议每月进行两次,会议上将病例以"未知"的形式展示:主讲者带着听众回顾患者的入院情况,突出临床重点事实并提炼成问答形式。报告最终得出能够联系到临床实践的结论。独特的CPC会议因其内容简洁(于1小时里展示3个病例)、形式独特(诊断难题及问答形式),且与临床联系紧密而广受医护人员欢迎。我们的目标是将这些CPC会议的成果汇集成图文,将这些病例展示中最佳的内容转化为本书。这一独特的形式已使我们的住院医师、研究者和教职员工获益,我们希望它能同样惠及本书读者。

Rahul Kashyap,MBBS

John C. O'Horo,MD,MPH

J. Christopher Farmer,MD

# 鸣　谢

**Abbasali Akhoundi, MD**
明尼苏达州, 罗彻斯特,
美国梅奥临床医学院,
梅奥研究生医学教育学院,
肾脏学研究人员

**Mazen O. Al-Qadi, MBBS**
明尼苏达州, 罗彻斯特,
美国梅奥临床医学院,
梅奥研究生医学教育学院,
肺及危重病科研究员

**Nandan S. Anavekar, MB, BCh**
明尼苏达州, 罗彻斯特,
美国梅奥临床医学院,
助理教授,
明尼苏达州, 罗彻斯特, 梅奥医疗,
心血管疾病科,
顾问

**Larry M. Baddour, MD**
明尼苏达州, 罗彻斯特,
美国梅奥临床医学院,
医学教授,
明尼苏达州, 罗彻斯特, 梅奥医疗,
传染病科,
主任

**David W. Barbara, MD**
明尼苏达州, 罗彻斯特,
美国梅奥临床医学院,
麻醉学助理教授,
明尼苏达州, 罗彻斯特, 梅奥医疗,
麻醉科,
高级副顾问

**Philippe R. Bauer, MD, PhD**
明尼苏达州, 罗彻斯特,
美国梅奥临床医学院,
医学副教授,
明尼苏达州, 罗彻斯特, 梅奥医疗,
肺与危重病科,
顾问

**W. Brian Beam, MD**
明尼苏达州, 罗彻斯特,
美国梅奥临床医学院,
梅奥研究生医学教育学院,
危重病科住院医师

**Michelle Biehl, MD**
明尼苏达州, 罗彻斯特,
美国梅奥临床医学院,
梅奥研究生医学教育学院,
肺与危重病科研究员

**Eric L. Bloomfield, MD**
明尼苏达州, 罗彻斯特,
美国梅奥临床医学院,
麻醉学副教授,
明尼苏达州, 罗彻斯特, 梅奥医疗,
麻醉科,
顾问

**Andres Borja Alvarez, MD**
佛罗里达州, 杰克逊维尔,
美国梅奥临床医学院,
梅奥研究生医学教育学院,
肺与危重病科住院医师

**Kelly A. Cawcutt, MD**
明尼苏达州, 罗彻斯特,
美国梅奥临床医学院,
梅奥研究生医学教育学院,
传染病科住院医师

**Fouad T. Chebib, MD**
明尼苏达州, 罗彻斯特,
美国梅奥临床医学院,
梅奥研究生医学教育学院,
肾脏科研究员

**Thomas B. Comfere, MD**
明尼苏达州, 罗彻斯特,
美国梅奥临床医学院,
麻醉学助理教授,
明尼苏达州, 罗彻斯特, 梅奥医疗,
麻醉科,
顾问

**Craig E. Daniels, MD**
明尼苏达州, 罗彻斯特,
美国梅奥临床医学院,
医学副教授,
明尼苏达州, 罗彻斯特, 梅奥医疗,
肺与危重病科,
顾问

**Sudhir V. Datar, MBBS**
明尼苏达州, 罗彻斯特,
美国梅奥临床医学院,
梅奥研究生医学教育学院,
危重症神经病学研究员

**Onur Demirci, MD**
明尼苏达州, 罗彻斯特,
美国梅奥临床医学院,
麻醉学讲师,
明尼苏达州, 罗彻斯特, 梅奥医疗,
麻醉科,
高级副顾问

**Floranne C. Ernste, MD**
明尼苏达州, 罗彻斯特,
美国梅奥临床医学院,
医学助理教授,
明尼苏达州, 罗彻斯特, 梅奥医疗,
风湿病科,
顾问

**Emir Festic, MD**

明尼苏达州,罗彻斯特,

美国梅奥临床医学院,

医学副教授,

佛罗里达州,杰克逊维尔,梅奥医疗,

危重病科,

顾问

**Ognjen Gajic, MD**

明尼苏达州,罗彻斯特,

美国梅奥临床医学院,

医学教授,

明尼苏达州,罗彻斯特,梅奥医疗,

肺与危重病科,

顾问

**Alice Gallo deMoraes, MD**

明尼苏达州,罗彻斯特,

美国梅奥临床医学院,

梅奥研究生医学教育学院,

肺与危重病科住院医师

**Lisbeth Garcia Arguello, MD**

明尼苏达州,罗彻斯特,

美国梅奥临床医学院,

梅奥研究生医学教育学院,

肺与危重病学研究人员

**Arjun Gupta, MBBS**

明尼苏达州,罗彻斯特,梅奥医疗,

传染病科,

助理研究员

**Pramod K. Guru, MBBS**

明尼苏达州,罗彻斯特,

美国梅奥临床医学院,

梅奥研究生医学教育学院,

医学讲师,

肺与危重病学研究员

**Sumedh S. Hoskote, MBBS**

明尼苏达州,罗彻斯特,

美国梅奥临床医学院,

梅奥研究生医学教育学院,

医学助理教授,

肺与危重病学研究员

**Vivek Iyer, MD, MPH**

明尼苏达州,罗彻斯特,

美国梅奥临床医学院,

医学助理教授,

明尼苏达州,罗彻斯特,梅奥医疗,

肺与危重病科,

顾问

**Andrea B. Johnson, APRN, CNP**

明尼苏达州,罗彻斯特,梅奥医疗,

危重病综合治疗项目

执业护士

**Kianoush B. Kashani, MD**

明尼苏达州,罗彻斯特,

美国梅奥临床医学院,

医学助理教授,

明尼苏达州,罗彻斯特,梅奥医疗,

肾脏与高血压科,

顾问

3

**Purna C. Kashyap, MBBS**
明尼苏达州, 罗彻斯特,
美国梅奥临床医学院,
医学助理教授,
明尼苏达州, 罗彻斯特, 梅奥医疗,
胃肠病与肝病科,
顾问

**Rahul Kashyap, MBBS**
明尼苏达州, 罗彻斯特,
美国梅奥临床医学院,
麻醉学助理教授,
明尼苏达州, 罗彻斯特, 梅奥医疗,
麻醉科,
高级临床研究协调员

**Mark T. Keegan, MD**
明尼苏达州, 罗彻斯特,
美国梅奥临床医学院,
麻醉学教授,
明尼苏达州, 罗彻斯特, 梅奥医疗,
麻醉科,
顾问

**Cassie C. Kennedy, MD**
明尼苏达州, 罗彻斯特,
美国梅奥临床医学院,
医学助理教授,
明尼苏达州, 罗彻斯特, 梅奥医疗,
肺与危重病科,
顾问

**Sahil Khanna, MBBS**
明尼苏达州, 罗彻斯特,
美国梅奥临床医学院,
医学助理教授,
胃肠病与肝病科,
高级副顾问

**Daryl J. Kor, MD**
明尼苏达州, 罗彻斯特,
美国梅奥临床医学院,
医学副教授,
明尼苏达州, 罗彻斯特, 梅奥医疗,
麻醉科,
顾问

**Christopher L. Kramer, MD**
明尼苏达州, 罗彻斯特,
美国梅奥临床医学院,
梅奥研究生医学教育学院,
神经危重症科研究员

**Sarah J. Lee, MD, MPH**
明尼苏达州, 罗彻斯特,
美国梅奥临床医学院,
梅奥研究生医学教育学院,
肺与危重病科研究员

**Francis T. Lytle, MD**
明尼苏达州, 罗彻斯特,
美国梅奥临床医学院,
麻醉学讲师,
明尼苏达州, 罗彻斯特, 梅奥医疗,
麻醉科,
危重病科,
顾问

**William J. Mauermann, MD**
明尼苏达州, 罗彻斯特,
美国梅奥临床医学院,
麻醉学副教授,
明尼苏达州, 罗彻斯特, 梅奥医疗,
麻醉科,
顾问

**Teng Moua, MD**
明尼苏达州, 罗彻斯特,
美国梅奥临床医学院,
医学助理教授,
明尼苏达州, 罗彻斯特, 梅奥医疗,
肺与危重病科,
高级副顾问

**Srikant Nannapaneni, MBBS**
明尼苏达州, 罗彻斯特,
美国梅奥临床医学院,
梅奥研究生医学教育学院,
医学助理教授,
睡眠医学研究员

**Sarah A. Narotzky, MD**
明尼苏达州, 罗彻斯特,
美国梅奥临床医学院,
梅奥研究生医学教育学院,
肺与危重病学研究员

**Sarah B. Nelson, PharmD, RPh**
明尼苏达州, 罗彻斯特, 梅奥医疗,
药物部门, 药剂师

**Michael E. Nemergut, MD, PhD**
明尼苏达州, 罗彻斯特,
美国梅奥临床医学院,
麻醉学及儿科学助理教授,
明尼苏达州, 罗彻斯特, 梅奥医疗,
麻醉科,
顾问

**Matthew E. Nolan, MD**
明尼苏达州, 罗彻斯特,
美国梅奥临床医学院,
梅奥研究生医学教育学院,
内科住院医师

**John C. O'Horo, MD, MPH**
明尼苏达州, 罗彻斯特,
美国梅奥临床医学院,
梅奥研究生医学教育学院,
医学助理教授,
传染病研究员

**James A. Onigkeit, MD**
明尼苏达州, 罗彻斯特,
美国梅奥临床医学院,
麻醉学讲师,
明尼苏达州, 罗彻斯特, 梅奥医疗,
麻醉科,
顾问

**Jasleen R. Pannu, MBBS**
明尼苏达州, 罗彻斯特,
美国梅奥临床医学院,
梅奥研究生医学教育学院,
危重病科住院医师

**John G. Park，MD**
明尼苏达州，罗彻斯特，
美国梅奥临床医学院，
医学助理教授，
明尼苏达州，罗彻斯特，梅奥医疗，
肺与危重病科，
顾问

**Alejandro A. Rabinstein，MD**
明尼苏达州，罗彻斯特，
美国梅奥临床医学院，
神经学教授，
明尼苏达州，罗彻斯特，梅奥医疗，
神经科，
顾问

**Misty A. Radosevich，MD**
明尼苏达州，罗彻斯特，
美国梅奥临床医学院，
梅奥研究生医学教育学院，
麻醉学住院医师

**Kannan Ramar，MBBS，MD**
明尼苏达州，罗彻斯特，
美国梅奥临床医学院，
医学副教授，
明尼苏达州，罗彻斯特，梅奥医疗，
肺与危重病科，
顾问

**Dereddi Raja S. Reddy，MD**
明尼苏达州，罗彻斯特，
美国梅奥临床医学院，
梅奥研究生医学教育学院，
肺与危重病学研究员

**Muhammad A. Rishi，MBBS**
明尼苏达州，罗彻斯特，
美国梅奥临床医学院，
梅奥研究生医学教育学院，
医学助理教授，
危重病学研究员

**Gregory J. Schears，MD**
明尼苏达州，罗彻斯特，
美国梅奥临床医学院，
麻醉学副教授，
明尼苏达州，罗彻斯特，梅奥医疗，
麻醉科，
顾问

**Hiroshi Sekiguchi，MD**
明尼苏达州，罗彻斯特，
美国梅奥临床医学院，
医学助理教授，
明尼苏达州，罗彻斯特，梅奥医疗，
肺与危重病科，
顾问

**Bernardo J. Selim，MD**
明尼苏达州，罗彻斯特，
美国梅奥临床医学院，
医学助理教授，
明尼苏达州，罗彻斯特，梅奥医疗，
肺与危重病科，
顾问

**Ronaldo A. Sevilla Berrios, MD**
明尼苏达州，罗彻斯特，
美国梅奥临床医学院，
梅奥研究生医学教育学院，
医学助理教授，
睡眠医学研究员

**Shivani S. Shinde, MBBS**
明尼苏达州，罗彻斯特，
美国梅奥临床医学院，
梅奥研究生医学教育学院，
血液与肿瘤学研究员

**Raina Shivashankar, MD**
明尼苏达州，罗彻斯特，
美国梅奥临床医学院，
梅奥研究生医学教育学院，
胃肠病与肝病学研究员

**Joseph H. Skalski, MD**
明尼苏达州，罗彻斯特，
美国梅奥临床医学院，
梅奥研究生医学教育学院，
医学助理教授，
危重病学研究员

**Nathan J. Smischney, MD**
明尼苏达州，罗彻斯特，
美国梅奥临床医学院，
麻醉学助理教授，
明尼苏达州，罗彻斯特，梅奥医疗，
危重病科，
高级副顾问

**Ulrich Specks, MD**
明尼苏达州，罗彻斯特，
美国梅奥临床医学院，
医学教授，
明尼苏达州，罗彻斯特，梅奥医疗，
肺与危重病科，
主任

**Arun Subramanian, MBBS**
明尼苏达州，罗彻斯特，
美国梅奥临床医学院，
麻醉学助理教授，
明尼苏达州，罗彻斯特，梅奥医疗，
麻醉科，

**Shihab H. Sugeir, MD**
明尼苏达州，罗彻斯特，
美国梅奥临床医学院，
梅奥研究生医学教育学院，
危重病学住院医师

**Rudy M. Tedja, DO**
明尼苏达州，罗彻斯特，
美国梅奥临床医学院，
梅奥研究生医学教育学院，
危重病学研究员

**Lokendra Thakur, MBBS**
明尼苏达州，罗彻斯特，
美国梅奥临床医学院，
梅奥研究生医学教育学院，
肺与危重病学研究员

**R. Thomas Tilbury,MD**
明尼苏达州,罗彻斯特,
美国梅奥临床医学院,
助理教授
明尼苏达州,罗彻斯特,梅奥医疗,
心血管科,
顾问

**Sangita Trivedi,MBBS**
明尼苏达州,罗彻斯特,
美国梅奥临床医学院,
梅奥研究生医学教育学院,
儿科学助理教授,
儿科危重病学研究员

**Channing C. Twyner,MD**
明尼苏达州,罗彻斯特,
美国梅奥临床医学院,
梅奥研究生医学教育学院,
麻醉学住院医师

**Brendan T. Wanta,MD**
明尼苏达州,罗彻斯特,
美国梅奥临床医学院,
梅奥研究生医学教育学院,
麻醉学住院医师

**Blair Westerly,MD**
明尼苏达州,罗彻斯特,
美国梅奥临床医学院,
梅奥研究生医学教育学院,
肺与危重病学住院医师

**Eelco F. M. Wijdicks,MD,PhD**
明尼苏达州,罗彻斯特,
美国梅奥临床医学院,
神经学教授,
明尼苏达州,罗彻斯特,梅奥医疗,
危重神经病科,
主任

**Amy W. Williams,MD**
明尼苏达州,罗彻斯特,
美国梅奥临床医学院,
医学教授,
明尼苏达州,罗彻斯特,梅奥医疗,
肾脏与高血压科,
顾问

**Erica D. Wittwer,MD,PhD**
明尼苏达州,罗彻斯特,
美国梅奥临床医学院,
梅奥研究生医学教育学院,
神经学研究员

**Mark E. Wylam,MD**
明尼苏达州,罗彻斯特,
美国梅奥临床医学院,
医学副教授,
明尼苏达州,罗彻斯特,梅奥医疗,
肺与危重病科,
顾问

# 目录

# 病例 1

## 呼吸困难与水肿

BLAIR D. WESTERLY, MD, AND HIROSHI SEKIGUCHI, MD

### 病例介绍

　　患者男性,58 岁,既往吸烟史,因"进行性呼吸困难 4 周"于当地医院急诊就诊。患者症状表现为咳嗽咳痰、痰中带血、端坐呼吸和下肢水肿。患者最近连续两天乘车。CT 扫描显示节段性肺栓塞、右下叶实变、纵隔淋巴结肿大、双侧胸腔积液和心包积液。急诊给予双水平正压通气并送重症监护室以进一步救治。送至重症监护室时,生命体征为血压 98/78 mmHg、心率 110 次/分、呼吸 40 次/分、吸入氧浓度(FiO$_2$)60％的情况下氧饱和度 99％。查体示颈静脉怒张、双肺啰音、右呼吸音减弱和心动过速。

　　重症监护室床边行超声检查示"心脏摆动"伴大量环周心包积液,左心室高动力状态,右心房及心室舒张期塌陷,下腔静脉淤血,右胸腔大量积液。超声引导下紧急行心包穿刺术,引流出血性积液 800 mL。引流后,患者收缩压很快升高至 130 mmHg,同时心率降至 80～90 次/分,由此确认患者诊断为心包填塞。其后行右胸腔穿刺术引流出 1 000 mL 血性积液。心脏及胸腔穿刺引流液体中细胞学样本呈现转移性腺癌阳性。其后患者血流动力改善,并从重症监护室转出。

 ## 讨论

　　梗阻性休克的成功处理有赖于针对潜在生理机制进行早期识别和适当治疗。心包填塞是一种危及生命的梗阻性休克,发病原因是心包腔的积液压迫了心腔并阻碍了正常的心脏充盈。呼吸困难是心包填塞最常见的症状,典型的心音弱、颈静脉怒张、血压降低(Beck 三联征)最初被描述于发生急性心包填塞的外科患者;但当积液聚集较慢的时候,这些体征也可能不会出现[1]。在一篇系统性的综述中,报道指出奇脉是心包填塞患者最敏感的体征(总灵敏度,82%),其次是心动过速(77%)和颈静脉搏动增强(76%)[2]。相反,低血压和心音遥远的敏感度只有26%和28%[2]。在其他并发症,例如主动脉反流、正压通气、左心室充盈压增加、右心室肥厚、肺动脉高压和局部心包粘连存在的情况下,奇脉可能消失[2]。

心脏重症超声检查或重症超声心动图是评估心包积液状况的无创伤性检查手段。当出现心包积液时声像图特征里能提示填塞的特征包括下腔静脉充盈、右心房和右心室舒张期塌陷。下腔静脉充盈的定义是吸气时血管直径减少小于50%,被证实总敏感度达到97%,然而其特异性只有40%[3]。这表示心包压力使心内压提高,从而导致体静脉压升高。而在创伤、脱水或手术导致的低压填塞中则不会出现下腔静脉充盈。右心房舒张期塌陷具有55%的敏感性与88%的特异性;右心室舒张期塌陷则有48%的敏感性与95%的特异性[3]。虽然它们有相对特异性,局部填塞和并发肺动脉高压可能会掩盖这些体征[3]。研究表明,各种多普勒血流速度记录的指标对诊断具有特异性,例如吸气相二尖瓣E峰速度下降30%[4]。尽管这些多普勒检测对于进一步诊断填塞可能具有帮助,但心包填塞仍是一项临床诊断,即便没有获得典型的超声心动图结果,也应当考虑实施紧急心包穿刺术。这些情况包括患者接受机械通气,抑或是存在伴有或者不伴有肺动脉高压的局部堵塞[3-4]。

心包积液患者血流动力学状态的显著改善需要积液引流,无引导的心包穿刺术从19世纪末就开始实施了。然而,盲穿伴随着明显的风险,例如胸腹结构的穿刺损伤乃至导致死亡,据报道,死亡率高达6%[5]。超声心动图引导的定位穿刺被证实是安全的且技术上也具备可行性。在医疗机构普及超声设备的时代,所有的心包穿刺术都应当在超声引导下进行。

症状、查体和超声检查有助于心包填塞的临床诊断,积液引流后的血流动力学改善能够确诊心包填塞。重病超声检查有助于识别典型填塞的特征;但在机械通气患者或是由于局部心包积液、占位引起局部压迫的患者中未出现这些超声特征时,并不能排除心包填塞,心包穿刺术应在超声引导下实施。

该病例是一个成功抢救梗阻性休克的病例,而成功救治的关键是及时的诊断和有效的处理。心包填塞为临床急危重症,为梗阻性休克的常见病因,其快速诊断有赖于对患者的病史、症状、体征及相关的影像学检查的综合判断,尤其是查体最为关键。本文基于文献的系统回顾,对心包填塞的不同体征对诊断的灵敏度及特异度进行了分析,特别指出典型的贝克(Beck)三联征在一些患者中可能不会出现,临床医生要对症识别。同时本文重点强调了床旁重症超声对于心包填塞的诊断及治疗的重要价值,并明确提出在具备超声设备的当前,床旁重症超声具有不可替代的临床地位。

**参考文献**

[1] Guberman BA, Fowler NO, Engel PJ, et al. Cardiac tamponade in medical patients. Circulation, 1981, 64(3):633 – 640

[2] Roy CL, Minor MA, Brookhart MA, et al. Does this patient with a pericardial effusion have cardiac tamponade? JAMA, 2007, 297(16):1810 – 1818.

[3] Himelman RB, Kircher B, Rockey DC, et al. Inferior vena cava plethora with blunted respiratory response: a sensitive echocardiographic sign of cardiac tamponade. J Am Coll Cardiol, 1988, 12(6):1470 – 1477.

[4] Klein AL, Abbara S, Agler DA, et al. American Society of Echocardiography clinical recommendations for multimodality cardiovascular imaging of patients with pericardial disease: endorsed by the Society for Cardiovascular Magnetic Resonance and Society of Cardiovascular Computed Tomography. J Am Soc Echocardiogr, 2013, 26(9):965 – 1012. e15.

[5] Tsang TS, Freeman WK, Sinak LJ, et al. Echocardiographically guided pericardiocentesis:evolution and state-of-the-art technique. Mayo Clin Proc, 1998, 73(7):647 – 652.

# 病例 2

## 一例难治性恶性心律失常

RONALDO A. SEVILLA BERRIOS, MD, AND ERICA D. WITTWER, MD, PhD

### 病例介绍

患者男性,50 岁,既往 2 型糖尿病、阵发性房性心动过速病史,因"间断性胸痛 1 周"就诊,早期心电图显示下壁导联(Ⅱ、Ⅲ以及 aVF)ST 段降低,侧壁导联($V_3$ 至 $V_6$)ST 段升高 2～3 mm。在急诊室,给予阿司匹林、硝酸甘油、美托洛尔、氯吡格雷以及一剂肝素注射治疗。急诊冠状动脉造影显示左主干冠状动脉危重病变,急诊行冠状动脉搭桥手术。患者术后并发难治性心源性休克,需要体外膜肺氧合(ECMO)以及主动脉内球囊反搏器的支持。

随后转入重症监护室,患者出现顽固性室性心动过速(VT)。在 2 小时内被施予除颤和几种抗心律失常药,包括胺碘酮、利多卡因、普鲁卡因胺、镁、艾司洛尔以及钙。最终 VT 经手术置入心外膜起搏电极行超速抑制治疗时终止。尽管室颤持续时间很长,并且实施了 20 余次电除颤,但患者在 ECMO 的支持下并没有发生全身性的低灌注。但患者的心功能发生衰退,需要多种强心剂、血管活性药以及 ECMO 的持续支持。患者被认为不适于接受心脏移植,并且拒绝接受植入性的心室辅助装置以及通过人工设备进行持续生命支持,转为仅施予关怀性治疗,其后去世。

 讨论

自 20 世纪中叶开始,心血管疾病跃升为美国人的头号死因[1]。其中大部分的死亡是致命的心律失常导致的。在心肌梗死溶栓治疗(TIMI)Ⅱ级患者中,2%的患者在介入治疗后的最初 24 小时内有持续性的、恶性心律失常,并且与其他 98%无持续性恶性心律失常的患者相比,此类患者的院内死亡率

明显更高(20.4% vs 1.6%)[2]。

心律失常是急性冠状动脉综合征的重要并发症,在临床上具有一定的挑战性。持续性 VT 和心室颤动(VF)是最常见的影响血流动力学的心律失常,其定义为持续超过 30 秒的并需要终止性干预治疗的室性心律失常[3]。急性心肌梗死 Pexelizumab(APEX – AMI)试验数据被用来评估 329 名伴有持续性 VT 或 VF 的 ST 段抬高的心肌梗死患者。在该研究中,存在持续性室性心律失常患者的 90 天死亡率要明显高于那些无持续性室性心律失常的患者(23.2% vs 3.6%)。与导管治疗前相比,心律失常患者在导管治疗后预后明显恶化(33.3% vs 17.2%)[4]。

美国心脏协会高级心血管生命支持指南指出,室性心律失常治疗的关键在于早期电复律或电除颤并使用交界区抑制药物治疗。当这一策略治疗失败,可能形成电风暴。电风暴定义为在 24 小时内出现的 3 次或更多的 VT 或者 VF,并需要电除颤。它可能由电解质紊乱、交感神经过度兴奋和遗传异常(如布鲁加达综合征,长 QT 综合征,以及早期复极综合征)等其他因素诱发。大部分情况下,电风暴是多因素导致的,难以控制。

由于 VT 和 VF 具有复杂的潜在病理生理特性,难治性病例需要联合治疗。药物治疗包括交感神经阻滞类药(选择性 β 受体阻滞剂、直接左星状神经节阻滞剂及丙泊酚)和具有协同效应的抗心律失常药(IB 类抗心律失常药,如利多卡因,以及Ⅲ类抗心律失常药,如胺碘酮)。非药物治疗包括超速起搏以及支持性治疗,如对血流动力学不稳定患者行 ECMO 和主动脉内球囊反搏。消融治疗可以用于血流动力稳定的患者。最有效的措施是去除潜在病因以及联合药物和非药物手段。

在我国,心血管疾病死亡占居民疾病死亡构成的 40% 以上,同样居首位,高于肿瘤及其他疾病。此病例患者急性心肌梗死后并发难治性的恶性心律失常,经积极治疗后患者室颤、室速仍反复发作,心衰进行性加重,最终死亡。提示我们术后并发心源性休克、恶性心律失常者预后可能极差,另外本文分享了对于此类恶性心律失常患者的治疗经验,同时叙述了持续性 VT 和 VF、心电风暴的定义,应该对临床工作有积极的意义,但从具体救治流程来看,中美之间并不存在明显差异。最后不得不提到本文中出现的 ECMO 技术,最近几年在国内急危重症领域也越来越受到关注。对于心源性休克患者,早期的 ECMO 支持能为患者的后续治疗提供机会和时间,具有重要的临床应用价值。

## 参考文献

［1］Murphy SL, Xu J, Kochanek KD. Deaths: preliminary data for 2010// National vital statistics reports: vol 60 no 4. Hyattsville: National Center for Health Statistics, 2012.

［2］Berger PB, Ruocco NA, Ryan TJ, et al. Incidence and significance of ventricular tachycardia and fibrillation in the absence of hypotension or heart failure in acute myocardial infarction treated with recombinant tissue-type plasminogen activator: results from the Thrombolysis in Myocardial Infarction (TIMI) Phase II trial. J Am Coll Cardiol, 1993, 22(7):1773-1779.

［3］Eifling M, Razavi M, Massumi A. The evaluation and management of electrical storm. Tex Heart Inst J, 2011, 38(2):111-121.

［4］Mehta RH, Starr AZ, Lopes RD, et al; APEX AMI Investigators. Incidence of and outcomes associated with ventricular tachycardia or fibrillation in patients undergoing primary percutaneous coronary intervention. JAMA, 2009, 301(17):1779-1789.

［5］Hsieh J-C, Bui M, Yallapragda S, Huang SKS. Current management of electrical storm. Acta Cardiol Sin, 2011, 27:71-76.

# 病例 3

## 高血压

SRIKANT NANNAPANENI, MBBS, LISBETH GARCIA ARGUELLO, MD, AND JOHN G. PARK, MD

### 病例介绍

　　患者白人男性，66 岁，既往有房颤、高血压病史，平素口服阿替洛尔和赖诺普利控制血压，有阻塞性睡眠呼吸暂停综合征病史，并通过持续气道正压治疗，因血压不稳定入院。入院当日患者在门诊接受右脚骨刺手术，术后发生心动过缓并开始静脉输液以及格隆溴铵治疗。其后出现高血压危象，并导致了肺水肿。初始给予静脉呋塞米及硝普钠滴注，但患者仍现血流动力学不稳定，需行气管插管及给予包括尼卡地平、阿替洛尔、赖诺普利和拉贝洛尔在内的多重抗高血压药物。胸部计算机断层扫描(CT)显示 5 cm 软组织影。核磁共振成像(MRI)于腹膜后主动脉左旁区显示一 7.1 cm × 4.2 cm × 5.0 cm 影，延伸至近腹腔及肠系膜上动脉。心电图示非 ST 段升高心肌梗死，肌钙蛋白升高。冠状动脉造影术显示冠脉正常，射血分数降低(40%)。儿茶酚胺水平高：多巴胺 41 pg/mL，肾上腺素 296 pg/mL，去甲肾上腺素 1 743 pg/mL。

　　至入院后第三日，病人在服用苯氧苄胺、氨氯地平和酚妥拉明后，血压得到控制。经胸超声心动图示左心室中度增大，射血分数为 71%。经内分泌专家及普外医师建议，行间碘苯甲胍(MIBG)扫描，后确诊为原发性主动脉旁副神经节瘤，无转移。

　　患者通过联合使用苯氧苄胺和阿替洛尔使血压得到持续控制后出院。在后续治疗中儿茶酚胺分泌性副神经节瘤被成功切除，患者临床恢复良好。

 ## 讨论

　　嗜铬细胞瘤是一种罕见的儿茶酚胺分泌性肿瘤，其起源于肾上腺髓质的

嗜铬细胞和肾上腺外的交感神经节(起源于此处的也称为副神经节瘤)。每年的发病率低于十万分之一。尽管经典医学教材中所描述的临床表现为发作性头痛、出汗、心动过速的三联征,但临床上其表征十分多样,包括影像学检查中从无症状患者体内偶然发现的肾上腺肿块,到高血压危象导致的急性终末器官综合征。确诊的关键在于高度的临床敏感性。对于确诊的嗜铬细胞瘤,在根除治疗(例如手术)前,可以考虑联合 α 与 β 肾上腺素能受体阻滞剂的早期积极治疗以控制血压。

神经内分泌瘤(NETs)包括一系列恶性肿瘤,其起源于普通细胞系,并完全与神经内分泌细胞表型一致[1]。NET 的年发病率为每 10 万人中有 5.25 人发病。尽管发病率很低,但是自从 1980 年代之后升高了 5 倍。不同性别的发病率相同,但白人发病率更高。NET 的主要发病风险为遗传因素,以及长期的糖尿病病史,尤其是胃部 NETs 患者[3]。

NETs 可能发生在体内各处,但最常见的发病部位是胃肠道(67%)和肺部(27%)[2,4]。NETs 的分类方式有很多种,包括肾上腺分类法。这种分类法通常将其分为肾上腺内 NETs(嗜铬细胞瘤,80%～85%)和肾上腺外 NETs(交感神经和副交感神经节瘤,15%～20%)两种[5]。

多数 NETs 患者无明显症状,肿瘤为偶然发现。尽管如此,其症状仍主要取决于肿瘤所在部位[3]。位于肾上腺腺体的 NETs 会分泌儿茶酚胺,其症状取决于儿茶酚胺分泌量。主要症状包括间歇性高血压、心悸、头痛、出汗和脸色苍白[5]。

对嗜铬细胞瘤和副神经节瘤的诊断主要依靠测量 24 小时内尿液或血浆中的甲氧基肾上腺素水平[5]。如果患者有发作性症状,检测样本最好在发作后尽快采集。血浆检测对甲氧基肾上腺素和儿茶酚胺的测定来说,具有更高的敏感性,也呈现出更多的假阳性结果。采集血浆的时候患者应仰卧以降低假阳性的概率[5]。腹部 CT 和 MRI 能够提示肿瘤位置。MIBG 成像有助于确诊癌转移。

嗜铬细胞瘤确诊后,手术切除对局部病灶有根治效果[5]。患者的血管由于肾上腺过于活跃而长期处于收缩状态,建议术前行扩容以缓解术后低血压。同时为了减少儿茶酚胺分泌激增带来的术中并发症,患者应至少从术前 10～14 天开始接受药物治疗。在使用 α 受体阻滞剂后,术中并发症的发病数降至 3% 以下[1,5]。而 β 受体阻滞剂能够避免快速性心律失常和心绞痛[5]。

嗜铬细胞瘤是一种罕见但在临床上十分重要的神经内分泌源性肿瘤,其临床症状主要由于儿茶酚胺过度分泌导致。临床表现囊括了无明显症状,典型的阵发性三联征,甚至恶性高血压。诊断主要基于儿茶酚胺的定量测量(金标准),其次为影像学检查(CT 扫描用于确定肿瘤位置,MIBG 扫描用于证实性质)。联合使用 α 和 β 受体阻滞剂通常能够良好地控制血压。单独使用 β 受体阻滞剂可能会导致血压升高(从而导致临床恶化),这是由于没有应对儿茶酚胺过高导致的 α 肾上腺素能受体效应。充分的血压控制是肿瘤切除术前的重中之重。

> 高血压危象、肺水肿是急重症常见疾病,也是大多数临床医生熟悉的疾病。在及时有效控制血压、纠正血流动力学紊乱的同时应积极寻找原发病。对因治疗至关重要。
>
> 嗜铬细胞瘤是导致恶性高血压的重要原因,临床并不常见,症状常常隐匿,属于神经内分泌源性肿瘤,由于其儿茶酚胺过度分泌导致恶性高血压。临床通过儿茶酚胺的定量测量、影像学检查提供诊断依据。治疗以联合 α 和 β 受体阻滞剂控制血压。此类患者的围手术期的管理值得关注。

## 参考文献

[1] Vinik AI, Woltering EA, Warner RR, et al. NANETS consensus guidelines for the diagnosis of neuroendocrine tumor. Pancreas, 2010, 39(6):713 - 734.

[2] Yao JC, Hassan M, Phan A, et al. One hundred years after "carcinoid": epidemiology of and prognostic factors for neuroendocrine tumors in 35,825 cases in the United States. J Clin Oncol, 2008, 26(18):3063 - 3072.

[3] Hassan MM, Phan A, Li D, et al. Risk factors associated with neuroendocrine tumors: a U.S.-based case-control study. Int J Cancer, 2008, 123(4):867 - 873.

[4] Taal BG, Visser O. Epidemiology of neuroendocrine tumours. Neuroendocrinology, 2004, 80(Suppl 1):3 - 7.

[5] Chen H, Sippel RS, O'Dorisio MS, et al. The North American Neuroendocrine Tumor Society consensus guideline for the diagnosis and management of neuroendocrine tumors: pheochromocytoma, paraganglioma, and medullary thyroid cancer. Pancreas, 2010, 39(6):775 - 783.

# 病例 4

## 一例罕见原因的肝衰

ALICE GALLO DE MORAES, MD, SARAH A. NAROTZKY, MD, AND TENG MOUA, MD

### 病例介绍

　　患者男性,56 岁,既往无吸烟史,因新发黄疸和低血压到当地医院就诊。患者的国际标准化比值和胆红素水平升高并出现慢性肾损伤急性加重。腹部超声检查和腹腔盆腔计算机断层扫描未显示肝大、腹水或胆管扩张。肝炎病毒血清学检查、抗核抗体、人类免疫缺陷病毒抗体和抗平滑肌抗体检测结果也皆为阴性。患者的总胆红素水平高至 22.0 mg/dL。其被诊断为亚急性肝衰竭后转院治疗,并计划行肝脏活检。

　　患者的其他相关病史包括近期曾出现心房颤动、病态肥胖以及阻塞性睡眠呼吸暂停。其心房颤动表现为症状性发病且难以治愈。许多心律控制类药物包括索他洛尔和龙胆酮皆未产生疗效。最后患者在本次就医前 3 日左右开始服用胺碘酮。

　　鉴于阴性的影像学及实验室检查结果,怀疑该患者的肝衰竭可能是由于近期开始服用胺碘酮导致的。然而尽管停药,患者肝功能仍在恶化。并且从另一医疗机构得到的病历中显示在开始服用胺碘酮的几周前,患者的总胆红素就已经升高。因此该药物不太可能是导致亚急性肝衰竭的原因。

　　超声心动显示射血分数正常,左心室厚度稍增大(19 mm),右心室功能轻度不全。检查结果报告中提示"与底层的浸润过程一致"。因病人存在持续性凝血障碍与血流动力学不稳定征象,肝活检导致并发症的风险超出可接受范围;故采取脂肪垫抽吸以作为替代方案(图 4.1)。组织病理学结果与 AL 淀粉样变性蛋白一致;λ 和 κ 自由轻链值分别升高的为 53.9 mg/dL 和 6.24 mg/dL。介于病情的发展和有限的治疗手段,经姑息治疗、肿瘤学、以及危重病专家讨论后,病人接受临终关怀并出院。

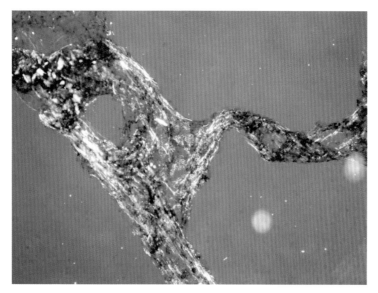

图 4.1　脂肪垫抽吸。在偏振光显微镜下呈现苹果绿色双折射,与淀粉样蛋白一致

 ## 讨论

淀粉样变性是一种罕见、进行性,并且通常致命的疾病。由于在初期没有特异的血清学和影像学检测结果,因此诊断具有一定难度。然而早期识别和诊断对于治疗来说却是至关重要的,能够控制和逆转脏器功能障碍。淀粉样变性的发病率尚不清楚。在美国,系统性轻链淀粉样变性(如 AL 淀粉样变性)发病率为每年每百万人中发生 5.1～12.8 例[1];其在所有地区和人种中都有发病记录,平均确诊年龄在 65 岁。

AL 淀粉样变性是一种克隆非增殖性失调,其源于浆细胞开始产生 κ 或者 λ 型单克隆轻链蛋白。轻链蛋白形成 β 折叠结构,致使它在体内无法溶解并沉积于组织内。β 折叠结构在偏振光下与刚果红染色剂呈阳性反应[2]。

当怀疑是淀粉样变性时,初步检查包括血浆和尿液进行蛋白电泳。如果检验结果为阴性,则淀粉样变性的诊断可能性较小。如果结果为阳性,应取脂肪垫及骨髓活检样本并进行刚果红染色。阳性骨髓样本联合阳性脂肪垫样本的检验结果也只能鉴别 85% 的病人。因此当样本活检结果为阴性但仍高度怀疑淀粉样变性时,有必要对临床可疑累及的器官进行活检。

虽然淀粉样变性不累及中枢神经系统,但可以影响其他任何器官。心脏和肾脏是最常见的受影响器官,常出现不溶性纤维浸透。超过半数病人出现某种形式的肝部沉积,但发病时,肝脏通常不是最主要的受累及器官[3]。嗜睡和腹部疼痛是肝脏受累及患者最常见的症状。严重肝肿大比较常见。胃肠道受累较常见但通常无明显症状,也可能会出现隐血、营养吸收不良、穿孔以及肠梗阻。巨舌症对 AL 淀粉样变性具有高提示性,但是只出现在 15% 的病例中[4]。

肝淀粉样变性的患者临床症状首先表现出胆汁淤积并伴随胆红素水平(中位数,15.2 mg/dL)与碱性磷酸酶水平(中位数,1 132 U/L)升高[3]。在多数病人中主要是直接胆红素升高,而转氨酶水平通常正常或者轻度升高。肝淀粉样变性时胆汁淤积的发病机理不明。肝活检样本中常见严重肝实质浸润导致正弦压力升高,结果造成肝细胞萎缩。血小板增多症常作为淀粉样变性影响下的肝内胆汁淤积关联症出现,这被认为是脾功能减退造成的后果[3]。较为罕见的情况下,可能会发生迅速致命的胆汁淤积性肝炎[4]。

对肝衰竭的治疗依赖以支持治疗为目的的重症监护和原发病的治疗。如发生脑病,尽早插管以保护气道。在发生出血或者计划进行手术前,应先解决凝血因子异常的问题。心血管支持则集中用于早期恢复循环容量和载氧能力。如果有必要使用血管升压素,也应首先考虑是否辅助使用去甲肾上腺素[5]。

淀粉样变性的特异性治疗需要化疗来抑制浆细胞克隆生成淀粉样轻链。烷化剂与大剂量地塞米松联合用药在大约三分之二的患者中被证实是有效的,治疗后中位生存期为 5.1 年[4]。

对于去除克隆浆细胞群生成的淀粉样变性轻链,干细胞移植可能是一种可行的选择。其最大的局限在于匹配度;不足 20%～25% 的患者能得到匹配供体,10 年生存率为 43%[2]。患者能否生存取决于对治疗手段的血液学反应和确诊时疾病的发展程度。

淀粉样变性是多种原因造成的淀粉样物质在体内各脏器细胞间沉积,导致受累器官功能逐渐衰竭,该疾病罕见并致命。由于其症状、体征及实验室检查均缺乏特异性,常常被掩盖或延迟诊断,对于这类罕见、疑难疾病只有依靠活检才能确诊。

**参考文献**

[1] Falk RH, Comenzo RL, Skinner M. The systemic amyloidoses. N Engl J Med, 1997, 337(13):898 - 909.

[2] Gertz MA. Immunoglobulin light chain amyloidosis: 2013 update on diagnosis, prognosis, and treatment. Am J Hematol, 2013, 88(5):416 - 425.

[3] Hydes TJ, Aspinall RJ. Subacute liver failure secondary to amyloid light-chain amyloidosis. Gastroenterol Hepatol (NY), 2012,8(3):205 - 208.

[4] Desport E, Bridoux F, Sirac C, et al. Orphanet J Rare Dis, 2012,7:54.

[5] Eefsen M, Dethloff T, Frederiksen HJ, et al. Comparison of terlipressin and noradrenalin on cerebral perfusion, intracranial pressure and cerebral extracellular concentrations of lactate and pyruvate in patients with acute liver failure in need of inotropic support. J Hepatol, 2007, 47(3):381 - 386.

# 病例 5

## 呼吸困难

CARLOS J. RACEDO AFRICANO, MD, AND DARLENE R. NELSON, MD

---

## 病例介绍

患者男性,32 岁,既往体健,来自南亚,是中西部大学的一名大学生。因缺氧性呼吸衰竭和感染性休克住进重症监护室,患者无已知的既往病史和手术史,也没有明确的家族药物滥用史和个人滥用史,并且否认人类免疫缺陷病毒感染风险的相关因素。

在送医前的几个月,患者曾出现持续性咳嗽和发热。患者曾于学校诊室就诊并接受了若干疗程的抗生素治疗,包括阿奇霉素、头孢曲松和头孢地尼,但症状没有明显改善。在被送来 10 日前,该患者求诊于一名当地肺科专家,查胸片显示肺下叶实变并有胸腔积液。患者被送往当地医院以便进一步诊治和控制病情。

患者的生命体征中值得注意的是:血压 80/50 mmHg,心率 126 次/分。患者有严重的呼吸窘迫和出汗,左肺底呼吸音减弱,并在余下左半胸部有干啰音。其余查体结果无异常。化验结果显示:白细胞计数 $17 \times 10^9$/L,伴中性粒细胞增多,乳酸水平 2.1 mmol/L,并有急性肾衰竭和代谢性酸中毒。患者接受了静脉输液、广谱抗生素(头孢吡肟、万古霉素及多西环素)和去甲肾上腺素等治疗。患者呼吸衰竭进行性加重,予以急诊气管插管。此时白细胞计数升至 $30 \times 10^9$/L,新拍胸片示双侧肺泡浸润及左侧胸腔大量积液(图 5.1)。检验结果包括血培养、痰培养、多种病毒(包括 HIV)血清学测试,以及军团菌、支原体、肺炎链球菌检测皆呈阴性。支气管肺泡灌洗显示多量中性粒细胞和真菌元素特征,强烈提示芽生菌,而肺囊虫检测结果呈阴性。给予患者两性霉素 B 脂质体复合物(5 mg/kg)治疗。胸腔穿刺示 pH 值 7.1,白细胞计数 $2.5 \times 10^9$/L,符合类肺炎性胸腔积液。患者呼吸指标进一步降低[氧合指数,82]。患者进入无尿期,并需要肾脏替代治疗。因患者临床状况恶化,被

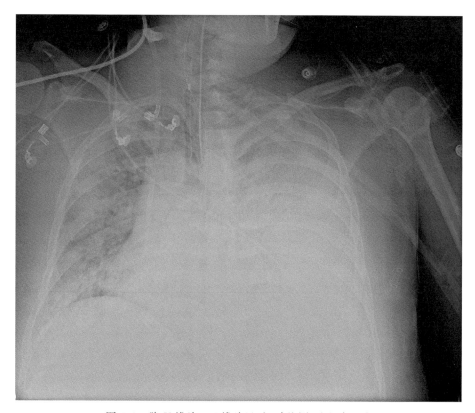

图 5.1　胸 X 线片。X 线片显示双侧浸润及左胸积液

送入我院寻求进一步评估和治疗。

　　患者送至我院时已插管,其 $FiO_2$ 为 100%,呼吸末正压为 10 $cmH_2O$,每分通气量为 11.7 L/min。每分钟给予病人去甲肾上腺素 0.05 $\mu g/kg$ 维持血压。发热(39 ℃),脉搏血氧仪测血氧饱和度为 91%。白细胞计数为 $61\times10^9/L$(72%中性粒细胞,3%淋巴细胞,1%单核细胞)。超声心动图示心室高动力象,但其余皆正常。置 32F 胸管用于引流胸腔积液。第二次支气管肺泡灌洗再次显示皮炎芽生菌,故继续给予两性霉素 B,同时每 6 小时给予甲泼尼松静脉滴注 60 mg,依据为相关报告中认为静脉滴注类固醇皮质激素能够对芽生菌导致的急性呼吸窘迫综合征(ARDS)产生效果[1]。

　　患者经过重症监护室持续抢救,呼吸衰竭改善,最终脱离呼吸支持设备并转至康复机构,但仍需透析。

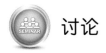 讨论

芽生菌病是双形真菌皮炎芽生菌导致的一种多系统疾病,其倾向于累及呼吸系统和皮肤。在北美,这种微生物主要发现于中西部以及加拿大和墨西哥的部分地区。世界范围内发现的病例则主要集中在印度北部[1]。多数芽生菌病发病于男性患者,尽管发病率在非裔美国人中更高,但社会经济因素对发病率的影响应该更甚于种族因素。对免疫系统健全者和包括 HIV 感染者在内的免疫系统受损的患者,该疾病发作的概率是均等的,并且只有很小概率产生机会性感染[2-3]。但有证据明确显示早期传播、ARDS 和较高的致死率更常见于 AIDS 患者中。

原发性感染常常是由吸入分生孢子或者是污染经由皮肤创口入侵导致的。事实上所有的病人都出现肺部累及,包括急性肺炎、未播散形成肺炎的多器官累及,或者出现 ARDS 的严重肺部疾病。虽然 ARDS 的发生率在患者中只有不到 10%,但当出现这种情况时,在得到充分治疗的前提下,预测死亡率仍有 50%～89%[2]。肺部以外的感染可能会累及(以发病概率降序排列)皮肤、骨骼、泌尿生殖器官以及胃肠消化道。

诊断主要依靠真菌培养和显微镜下检出酵母菌。血清学检测有良好的敏感性(约 80%),但特异性不足,并且可能与组织胞浆菌有交叉反应。尿液抗原检测[聚合酶链反应(PCR)]具有相似的敏感性(83%～90%),但与其他真菌有交叉反应[3]。PCR 检测虽然快捷但十分昂贵,现主要用于研究中。

该疾病的治疗主要取决于病情的严重程度。即使对于轻度和重度仍存在多种定义标准,轻度病症一般也需口服伊曲康唑,每次 200 mg,每日 2 次,持续 6～12 个月。危及生命的病情往往需要给予两性霉素 B 去氧胆酸盐(每日 0.7～1.0 mg/kg),对肾衰竭的病人则给予两性霉素 B 脂质体复合物(每日 5 mg/kg)。任何一种药物都应持续给予直到病人出现临床改善,其后给予伊曲康唑序贯治疗。如果发生 ARDS,应考虑持续 2 周系统性使用皮质类固醇治疗(每日≥40～60 mg 泼尼松)[2-3]。免疫系统受损的患者应当被视作病情严重,应给予伊曲康唑直到免疫功能恢复,如果免疫损伤是不可逆的,应当提供终身伊曲康唑药物治疗。

芽生菌病是一种可以严重危及生命的疾病,如果病人生活在该病流行地区并有对常规治疗无效的肺部感染,就应当考虑其是否可能患有芽生菌病。

社区获得性肺炎是临床常见的疾病,重症患者常常合并休克、ARDS、AKI及其他器官功能衰竭。虽然脓毒症集束化治疗不断普及,保护性通气策略规范逐步落实,V-VECMO技术不断成熟与推广,但重症患者死亡率依然居高不下,及早筛查、明确病原菌、早期正确的抗感染方案尤为重要。通过对本例芽生菌病例的学习,了解该疾病可累及多系统,并可进展成重症,及时的培养、镜检、PCR检测有助于诊断,需要足够疗程的抗真菌治疗。

## 参考文献

[1] Lopez-Martinez R, Mendez-Tovar LJ. Blastomycosis. Clin Dermatol, 2012, 30(6): 565 - 572.

[2] Lahm T, Neese S, Thornburg AT, et al. Corticosteroids for blastomycosis-induced ARDS: a report of two patients and review of the literature. Chest, 2008, 133(6): 1478 - 1480.

[3] Limper AH, Knox KS, Sarosi GA, et al. An official American Thoracic Society statement: treatment of fungal infections in adult pulmonary and critical care patients. Am J Respir Crit Care Med, 2011, 183(1):96 - 128.

# 病例 **6**

## 一例年轻烟民急性呼吸衰竭

MAZEN O. AL-QADI, MBBS, AND BERNARDOJ. SELIM, MD

### 病例介绍

　　患者男性，26岁，因急性呼吸衰竭从他院转入，既往有吸烟史、轻度儿童哮喘病史。此前患者健康状况良好，直到在就医前的1周内出现发热、干咳、呼吸困难、胸膜炎性胸痛以及萎靡不振。门诊初步诊断为社区获得性肺炎，并予以抗生素治疗，但其症状仍进行性加重，在5日内出现双侧肺浸润伴胸腔积液，导致呼吸衰竭并需要机械通气。出现症状的前一周，患者曾因锯树劳作而暴露在粉尘和鸟粪中。

　　送入重症监护时，患者血流动力学稳定，并且已接受机械通气。对感染原的药物治疗方案采用广覆盖，包括组织胞浆菌在内的真菌感染，加用了两性霉素B。经支气管镜灌注取支气管肺泡灌洗（BAL）液样本，用于血细胞分类计数与微生物学检查。BAL样本显示嗜酸粒细胞显著增多（32%），且排除了弥漫性肺泡出血。细菌、病毒、真菌培养结果呈阴性。治疗开始采用静脉注射甲强龙每日125 mg，连续应用2日，肺部浸润显著消退。后患者于48小时内撤机拔管，出院后每日口服泼尼松60 mg，并于4周后逐渐停药。

## 讨论

　　急性呼吸衰竭是患者入住重症监护室的常见病因，在多器官衰竭的患者中具有高致死率。对于身体健康且免疫功能健全的成年人来说，急性呼吸衰竭发病原因较多，包括急性呼吸窘迫综合征（ARDS）。ARDS发病特征包括急性起病的低氧血症和非心源性肺水肿导致的双侧肺浸润影。但年轻成年人的急性低氧性呼吸衰竭，出现弥漫性、非感染性的浸润，其病理生理特征和

预后与 ARDS 截然不同。因此,诊断时应该考虑与以下病症鉴别:

- 心源性肺水肿(例如病毒性心肌炎)
- 急性机化性肺炎
- 急性嗜酸性粒细胞性肺炎(AEP)
- 急性过敏性肺炎
- 弥漫性肺泡出血(DAH)
- 急性间质性肺炎

除心源性肺水肿外,支气管肺泡灌洗通常会用来采集样本,用于微生物学检验、细胞分型和血细胞计数测定(例如嗜酸性粒细胞增多判断嗜酸性粒细胞性肺炎,含铁血黄素肺泡巨噬细胞判断 DAH)。

嗜酸性粒细胞性肺炎(AEP)是一种罕见的病症,发病特征为严重呼吸衰竭(通常需要机械通气)、双肺浸润以及肺嗜酸性粒细胞增多。由于同样表现为急性发作、严重的低氧血症和胸片影像学特征,经常被误诊为 ARDS。该病通常发病于年轻人(20~35 岁),并且常见于男性。该病的患者通常曾暴露于环境因素或者职业因素导致的刺激物(例如粉尘)中,二手烟是最常见的[1]。在许多患者中,AEP 患者常在戒烟一段时间后复吸时发作。临床表现为非特异性症状,包括干咳、呼吸困难、胸痛、发热和疲乏。其后于几日内出现急性呼吸衰竭,肺外器官衰竭不常见,后者可能指向另一种诊断(例如 DAH 伴随的变应性肉芽肿性血管炎)。

实验室检查结果通常不具备特异性,外周嗜酸性粒细胞计数在发病时往往正常,但在病情发展过程中可能出现嗜酸性粒细胞增多[2]。值得注意的是,BAL 检验结果嗜酸性粒细胞计数升高(通常>25%),血清免疫球蛋白 E 水平可能会升高[3]。AEP 的影像学特征包括双肺弥漫性的气囊实变伴类网状异常肺水肿影。患者常见双侧胸腔积液,并且积液中嗜酸性粒细胞计数常升高。

对 AEP 的诊断依赖于具体的病史(近期暴露于何种环境),放射影像学检查结果和 BAL 中嗜酸性粒细胞增多(需排除其他病症,如感染或 DAH)。提倡以下列标准诊断 AEP[3]:

- 急性起病(通常<5~7 日)
- 胸片示呈双肺弥漫性的浸润影
- $PaO_2 < 60$ mmHg 或氧饱和度<90%
- BAL 嗜酸性粒细胞升高(>25%),或肺活检提示嗜酸性粒细胞浸润
- 排除肺部感染和其他伴随嗜酸性粒细胞增多的肺部浸润疾病

治疗措施包括针对社区获得性肺炎的广谱抗生素治疗,直到排除感染的可能性。大部分严重低氧性呼吸衰竭的患者需要给予呼吸机支持。系统性皮质类固醇治疗是有效的,并且多数患者在给药后几日内氧合显著改善,所

以无需继续进行机械通气。皮质类固醇的最佳剂量和给药时间尚未明确。每 6 h 静脉注射甲泼尼龙 60～125 mg（如能口服，也可口服泼尼松 40～60 mg），持续给药时间为 1～3 天，在 2～4 周后逐渐停药[4]。患者给予皮质类固醇后病情显著改善通常支持 AEP 的诊断，而治疗措施未起效则应该引起关注，并考虑是否存在其他病理过程。

　　本例患者年轻，疑似社区获得性肺炎，迅速出现呼吸衰竭并需要机械通气，常规广谱抗细菌、抗真菌治疗无效，激素治疗后病情显著改善，根据病史、影像、BAL 中嗜酸性粒细胞增多及治疗反应诊断急性 AEP，提示关注原发病的重要性。

　　近来美国感染病学会（IDSA）发表公开声明，不认可更新的 2016 年 SSC 指南，其主要认为 2016 年 SSC 指南并未关注到临床中近 40% 被诊断为脓毒症的 ICU 患者并没有感染，可能会导致过度使用抗生素，积极地寻找感染灶启动正确的治疗至关重要。而更新的 SSC 指南更加强调脓毒症是机体对感染反应失调而导致的器官损伤，认为重症感染"重锤猛击"及早应用抗生素是改善预后的关键。尽管学术争议不休，面对每一例重症患者我们应该更好地理解指南，分析争议内涵，具体问题具体分析，准确做出临床治疗决策，重视经验性抗感染治疗，积极排查可能的感染灶，慧眼识菌，及时实施目标性治疗。

**参考文献**

[1] Philit F, Etienne-Mastroianni B, Parrot A, et al. Idiopathic acute eosinophilic pneumonia: a study of 22 patients. Am J Respir Crit Care Med, 2002, 166 (9): 1235 - 1239.

[2] Allen JN, Davis WB. Eosinophilic lung diseases. Am J Respir Crit Care Med, 1994, 150(5 Pt 1):1423 - 1438.

[3] Hayakawa H, Sato A, Toyoshima M, et al. A clinical study of idiopathic eosinophilic pneumonia. Chest. 1994 May; 105(5):1462 - 1466.

[4] Rhee CK, Min KH, Yim NY, et al. Clinical characteristics and corticosteroid treatment of acute eosinophilic pneumonia. Eur Respir J, 2013, 41(2):402 - 409.

# 病例 7

## 休克

MAZEN O. AL-QADI, MBBS, JOHN C. OHORO, MD, MPH AND LARRY M. BADDOUR. MD

## 病例介绍

患者男性,60 岁,因发热(40℃)和出现精神状态异常就诊于急诊。患者的妻子代诉就诊前 1 天该患者有恶心、呕吐,初步诊断为胃肠炎。患者 4 周前因急性胆囊炎行手术治疗,术后行手术部脓液引流。到达急诊后,患者表现中毒迹象;血压为 90/60 mmHg,心率为 140 次/分,呼吸频率 38 次/分。患者躯干和四肢存在弥漫性斑疹性红斑,但黏膜正常。

初步化验结果显示:白细胞增多(白细胞计数 $26×10^9$/L)、血小板减少(血小板计数 $97×10^9$/L,就医后 48 小时内血小板进一步减少至 $34×10^9$/L)、急性肾损伤(血清肌酐 5.3 mg/dL)、乳酸升高(12.5 mmol/L)和肝功检测结果正常。腹部创口深部拭子培养生长金黄色葡萄球菌。

患者被诊断为中毒性休克综合征(TSS),主要基于临床症状(休克伴多器官衰竭及红皮病)和伤口阳性培养结果。给予积极的早期目标导向治疗,包括静脉液体复苏、血管活性药、广谱抗生素(哌拉西林-他唑巴坦、环丙沙星以及万古霉素)和对腹部创口行清创术,同时行肾脏替代治疗。抗生素行降阶梯治疗,第五日仅给予哌拉西林-他唑巴坦。患者病情得到改善,于 10 日后转出重症监护室。

 讨论

TSS 是一种严重的由致病毒素引起的疾病,通常由于宿主炎症反应失调引起,发病特征为低血压合并多器官功能障碍。虽然该病起初多见于月经期女性,但在近期的报告中显示有 50％的病例发生于男性和非月经期女性。

该病主要由一些释放毒素的菌株引起,包括金黄色葡萄球菌(耐甲氧西林金黄色葡萄球菌)、A型链球菌群(GAS,也被称为化脓链球菌)以及其他β溶血型链球菌,在少数情况下也可由其他细菌引起(如梭菌属、绿色链球菌群以及凝固酶阴性葡萄球菌)。这些细菌产生的超抗原绕过了与抗原提呈细胞的互动直接诱导炎症细胞并且刺激多克隆T细胞,导致大量细胞因子释放。通常抗原是由Ⅱ类主要组织相容性复合体分子结合的抗原提呈细胞处理后,用以克隆激活特定的T细胞系;而超抗原不与Ⅱ类主要组织相容性复合体分子产生特异结合,导致高达20%的T细胞被多克隆激活,以至产生"细胞因子风暴",最终引起TSS的典型症状[1]。

临床上,TSS患者常出现发热、严重肌痛、皮疹或者弥漫性红斑、低血压和多器官功能障碍。除此之外,患者可能出现一些非特异性症状,如恶心、呕吐、头痛或精神状态异常。病程后期可能出现脱皮症状(通常位于手掌和脚底)。表7.1所列为TSS的诊断标准[2,3]。

表7.1　TSS的诊断标准

**链球菌 TSS[a]**

A. 分离A型链球菌群
　　1. 来自无菌环境
　　2. 来自非无菌环境
B. 严重的临床体征
　　1. 低血压
　　2. 至少包括下列中的两项:
　　　　a. 肾损伤
　　　　b. 凝血障碍
　　　　c. 肝脏异常
　　　　d. 急性呼吸窘迫综合征
　　　　e. 广泛的组织坏死(例如坏死性筋膜炎)
　　　　f. 红斑性皮疹

**葡萄球菌 TSS[b]**

1. 发热≥38.9℃
2. 皮疹——弥漫性,斑疹,红斑
3. 皮屑——尤其见于手掌和脚底,发病后1~2周
4. 低血压——成人SBP<90 mmHg
5. 多系统受累,且下列情况出现≥3
　　a. 胃肠道——呕吐或腹泻
　　b. 肌肉——肌痛或肌酸激酶增高
　　c. 黏膜——阴道、口咽或结膜充血
　　d. 肾脏——SUN或肌酐2倍于参考值上限

e. 肝脏——血清胆红素高于参考值上限 2 倍

f. 血液——血小板计数 $<100\times10^9/L$

g. CNS(中枢神经系统)——定向障碍或意识改变,并且无局灶性神经表现。

6. 下列检测结果呈阴性:

a. 血液、咽拭子或 CSF 培养(血液培养可能因金黄色葡萄球菌呈阳性)

b. 洛基山斑疹热、钩端螺旋体病或麻疹

---

缩写:CNS,中枢神经系统;CSF,脑脊液;SBP,收缩压;SUN,血清尿素氮;TSS,中毒性休克综合征。

a. 明确诊断:A1 并 B1 并 B2。疑似诊断:A2 并 B1 并 B2。

b. 疑似诊断:6 种标准中出现 5 种。确定诊断:出现全部 6 种。

修改自① Silversides JA,Lappin E,Ferguson AJ. Staphylococcal toxic shock syndrome: mechanisms and management. Curr Infect Dis Rep, 2010,12(5):392 - 400. ② Stevens DL. Streptococcal toxic-shock syndrome: spectrum of disease,pathogenesis, and new concepts in treatment. Emerg Infect Dis,1995,1(3):69 - 78. 已获得授权

---

### 链球菌 TSS

虽然 TSS 常见原因为 GAS,但链球菌相关的 TSS 也可由其他 β 溶血型链球菌群引发,例如菌群 B,C 和 G,危险因素包括酗酒、糖尿病、活跃期水痘感染和近期外科手术。GAS 毒力形成因素包括以下两方面:① 一类表达于 GAS 表面的具有抗吞噬能力的蛋白(被称为 M 蛋白,通常为 M1 型和 M3 型)。② 链球菌致热外毒素(A,B 和 C)引起的细胞毒性和多器官衰竭。导致 TSS 的 GAS 中有接近 80% 的菌株产生致热外毒素 A。与葡萄球菌 TSS 并发的局部感染相比,链球菌 TSS 通常发生于侵袭性链球菌感染,例如坏死性筋膜炎、肌坏死或血流感染。链球菌感染也可能与烧伤、外科伤口、关节感染以及少见的咽炎并发。

### 葡萄球菌 TSS

葡萄球菌 TSS 分为两种类型:月经型和非月经型。月经型 TSS 患者通常于经期 2～3 日内发病。该类型通常发生于使用卫生棉条的患者(尤其是长时间使用高吸收型棉条),并且与 TSS 毒素-1 相关。非月经型 TSS 通常并发于外伤(包括外科手术和产后创口)、关节和骨骼感染、皮肤感染以及肺部感染。此外,该类型 TSS 还可能由屏障类避孕工具的使用引发。

TSS 的治疗措施包括支持性治疗(积极液体复苏和血管升压药)、对感染部位行外科清创术、去除卫生棉条(对于月经型 TSS)以及使用广谱抗生素(相关病原学培养结果明确后实施降阶梯治疗)。推荐辅以克林霉素以抑制毒素生成。此外,静脉注射免疫球蛋白(IVIG)可以用于常规疗法难以控制的

严重病例。一项小规模的多中心安慰对照观察研究显示:对于链球菌 TSS,予以 IVIG 能够提高患者的生存率[4-5]。但 IVIG 对于葡萄球菌 TSS 的效果尚不明确。

综上所述,TSS 是一种由毒素引起的危及生命的疾病,需要高度警觉并及时识别。TSS 的治疗中最重要的措施是充分控制原发病。这通常需要对感染组织进行外科清创,但也可能仅仅需要移除卫生棉条。如果患者被怀疑可能患 TSS,则应当进行全面体格检查,以便确定潜在原发病,对感染源进行引流或移除。严重的 TSS 病例可能会需要采取毒素抑制和中和的措施。

中毒性休克综合征(TSS)是 Todd 等人于 1978 年首次报道的,以高热、皮疹、休克合并多器官功能障碍为主要特征。通过该病例学习可了解 TSS 的临床特征,了解累及各个器官功能的严重性与凶险性,了解主要产生毒素的细菌类型,如 A 型链球菌群、β 溶血型链球菌、金黄色葡萄球菌、梭菌属等。及时的诊断,有效的循环复苏、器官支持,准确的抗感染治疗是控制疾病、改善预后的关键。

**参考文献**

[1] Schlievert PM. Role of superantigens in human disease. J Infect Dis, 1993, 167(5): 997 - 1002.

[2] National Notifiable Disease Surveillance System (NNDSS). Streptococcal toxic-shock syndrome (STSS) (*Streptococcus pyogenes*). (2014 - 05 - 08)[2014 - 08 - 12]. Atlanta: Centers for Disease Control and Prevention.

[3] National Notifiable Disease Surveillance System (NNDSS). Toxic shock syndrome (other than Streptococcal) (TSS). (2014 - 05 - 08)[2014 - 08 - 12]. Atlanta: Centers for Disease Control and Prevention.

[4] Kaul R, McGeer A, Norrby-Teglund A, et al. Intravenous immunoglobulin therapy for streptococcal toxic shock syndrome: a comparative observational study. Clin Infect Dis, 1999, 28(4):800 - 807.

[5] Darenberg J, Ihendyane N, Sjolin J, et al. Intravenous immunoglobulin G therapy in streptococcal toxic shock syndrome: a European randomized, double-blind, placebo-controlled trial. Clin Infect Dis, 2003,37(3):333 - 340.

# 病例 8

## 一例 45 岁女性患者的弥漫性腹痛

MAZEN O. AL-QADI, MBBS, JASLEEN R PANNU, MBBS, AND TENG MOUA, MD

### 病例介绍

患者女性,45 岁,因为恶心、呕吐、发热(38.3 ℃)以及弥漫性腹痛就诊于急诊,既往否认其他病史。查体:呼吸 25 次/分,呼吸窘迫,心率 120 次/分,血压 90/60 mmHg,有明显上腹压痛和肠鸣音减弱,无巩膜黄染。血液化验结果见表 8.1。腹部超声未显示胆道结石和胆囊炎。腹部 CT 显示中度胰周水肿,无积液。予以输入 4 L 生理盐水行液体复苏,并开始静脉注射胰岛素。几小时后,行血浆置换。患者治疗反应良好,4 日后从重症监护室转出,无其他并发症。

表 8.1　血液化验结果

| 成　　　分 | 结　　　果 |
| --- | --- |
| 全血细胞计数 | 正常 |
| 脂肪酶,U/L | 725 |
| 天门冬氨酸氨基转移酶,U/L | 38 |
| 丙氨酸氨基转移酶,U/L | 32 |
| 碱性磷酸酶,U/L | 115 |
| 总胆红素,mg/dL | 0.9 |
| 甘油三酯,mg/dL | 4850(参考值范围<150) |
| 葡萄糖,mg/dL | 285 |

 讨论

高甘油三酯血症性胰腺炎的临床表现与急性胰腺炎类似,最常见的临床

症状为腹痛、恶心以及呕吐等。诊断依据为：高甘油三酯血症（甘油三酯＞1 000 mg/dL 或者乳糜血清）以及至少出现下列特征中的两个：腹痛、血清胰酶增高，或者在没有其他致病原因（例如胆结石）的情况下，出现急性胰腺炎的放射影像学特征。这是导致急性胰腺炎的常见病因。病情严重的高甘油三酯血症患者血清淀粉酶水平可能会假性降低，所以应测定其脂肪酶水平。此外，血清甘油三酯轻度升高与其他病因导致的急性胰腺炎具有一定相关性。

急性胰腺炎的重症监护需要注意其严重并发症，包括以下这些（对于甘油三酯诱导的胰腺炎不具备特异性）：

- 坏死
- 出血
- 腹腔间隔室综合征（积极复苏的病人）
- 胃肠道出血（因脾静脉血栓形成、胰管出血或胃静脉曲张）
- 胰腺假性囊肿和脓肿
- 急性呼吸窘迫综合征
- 严重脓毒症

高甘油三酯血症继发的急性胰腺炎与其他原因导致的胰腺炎一样应当给予患者补液和镇痛治疗。幽门后肠内营养能够改善患者的预后（降低死亡率，减少感染性并发症，减少外科手术干预以及降低器官功能障碍的发生）[1]。在肠内营养之前应先控制高甘油三酯血症，以降低甘油三酯水平进一步升高的风险。

此外，应积极治疗高甘油三酯血症（诱发因素），目标是将血清甘油三酯水平降至 500 mg/dL 以下。建议使用以下治疗方法来实现这一目标，但这些疗法并非明确的指导性准则，也没有经过随机对照测试：

1. 当出现伴随性高血糖时，静脉注射胰岛素并选择性地予以静脉注射肝素是首先考虑的措施。常规胰岛素静脉注射[2]（每小时 0.1～0.3 U/kg）目标是为了将血糖水平控制在 150～200 mg/dL。这能激活脂蛋白脂肪酶并促进乳糜微粒降解，维持血糖正常水平，对病人来说是较为安全的。静脉注射肝素[3]能够刺激脂蛋白脂酶的释放，但是否使用肝素存在争议，这是因为存在瞬态效应，即经过初始水平的升高后脂蛋白脂肪酶储备最终会增加出血（例如出血性胰腺炎）风险。

2. 出现高血糖时，应首选血浆置换[4]。

3. 降脂药（例如贝特类药物、ω-3 脂肪酸和他汀类药物）对短期治疗的效果很小（主要用于维持治疗），对于不能耐受肠内营养患者使用也受到限制，应当首先作为辅助治疗尽快施予。

对于高甘油三酯血症诱发的急性胰腺炎患者，也应进行原发性血脂异常

（Ⅰ型、Ⅳ型和Ⅴ型）和继发性高甘油三酯血症（糖尿病、酒精、药物、激素、怀孕以及甲状腺功能减退）的相关评估。规律的锻炼、对脂肪和单糖摄入的长期饮食控制都是必要的。

> 随着我国人民生活水平的提高与饮食习惯的改变，高脂血症性胰腺炎逐年增加，约占全部急性胰腺炎的10%，其中妊娠妇女高达50%。目前认为高脂血症性胰腺炎的发生与血清胆固醇无关，与甘油三酯密切相关，因此亦称为高甘油三酯血症性急性胰腺炎。本病例提示控制患者甘油三酯水平（血浆置换、降脂药物）、纠正血糖、及时的液体复苏、控制并发症十分重要，也需要评估并调整饮食结构，去除病因，减少复发。

**参考文献**

[1] Al-Omran M, Albalawi ZH, Tashkandi MF, et al. Enteral versus parenteral nutrition for acute pancreatitis. Cochrane Database Syst Rev, 2010(1):CD002837.

[2] Mikhail N, Trivedi K, Page C, et al. Treatment of severe hypertriglyceridemia in non-diabetic patients with insulin. Am J Emerg Med, 2005, 23(3):415 – 417.

[3] Nasstrom B, Olivecrona G, Olivecrona T, et al. Lipoprotein lipase during continuous heparin infusion: tissue stores become partially depleted. J Lab Clin Med. 2001, 138(3):206 – 213.

[4] Tsuang W, Navaneethan U, Ruiz L, et al. Hypertriglyceridemic pancreatitis: presentation and management. Am J Gastroenterol, 2009,104(4):984 – 991.

# 病例 9

## 非处方药中毒

RONALDO A. SEVILLA BERRIOS, MD, AND KIANOUSH B. KASHANI, MD

## 病例介绍

患者女性,63 岁,因全身无力及进行性意识混乱就诊于当地急诊。既往病史包括慢性阻塞性肺疾病(于家中接受长期的氧疗)、冠状动脉疾病以及严重的类风湿性关节炎。约 1 个月前患者曾因不完全性髋臼骨折伴股骨头缺血性坏死住院,并使用对乙酰氨基酚行止痛保守治疗。初步查体示患者呈现嗜睡状态,仍可唤醒。患者出现低氧性呼吸衰竭,予以气管插管并转入重症监护室。

初步化验结果显示轻度贫血,其余初步检验结果列于表 9.1。

表 9.1 初步化验结果

| 成 分 | 结 果 |
|---|---|
| 白细胞计数,$\times 10^9$/L | 35 |
| 钠,mmol/L | 141 |
| 钾,mmol/L | 3.8 |
| 氯化物,mmol/L | 106 |
| 肌酐,mg/dL | 1.3 |
| 白蛋白,g/dL | 2.7 |
| 碳酸氢盐,mmol/L | 13 |
| 阴离子间隙 | 22 |
| 动脉血气(插管后) | |
| pH | 7.21 |
| $PaCO_2$,mmHg | 36 |
| $PaO_2$,mmHg | 139 |
| 碱剩余,mEq/L | —13 |

| 成　　分 | 结　　果 |
|---|---|
| 乳酸,mmol/L | 0.6 |
| D-乳酸,mmol/L | 0.05 |
| 血清渗透压,mOsm/kg | 309 |
| β-羟基丁酸,mmol/L | 0.1(参考值范围<0.4) |
| 对乙酰氨基酚,mg/dL | 12 |
| 尿酮类 | None |

　　头颅 CT、尿液和心电图检查结果为阴性,床边胸片显示右肺基底部占位。入院两周前患者行胸部 CT 检查,病灶高度怀疑为恶性肿瘤。气相色谱-质谱分析示尿焦谷氨酸(5-氧脯氨酸)水平为 15 805 mmol/mol(参考值范围≤62 mmol/mol)。患者呼吸状态为代谢性酸中毒代偿,行有创性机械通气。2 日后患者呼吸状态改善并顺利拔管,但总体病情没有改善。考虑到患者存在多种并发症,患者和家属决定接受关怀性姑息治疗,后患者次日去世。

 ## 讨论

　　代谢紊乱常见于重症患者。自 20 世纪初,因长期用药以及对乙酰氨基酚代谢物沉积导致的一系列显著的临床并发症逐渐引起了人们的重视,这种沉积常导致伴阴离子间隙增高型的重度代谢性酸中毒[1]。

　　5-氧脯氨酸是一种阴离子间隙增高型代谢性酸中毒的罕见病因,首次被描述于 20 世纪 90 年代,并于 21 世纪初受到更广泛的关注。谷胱甘肽合成酶的先天缺陷以及与长期摄入对乙酰氨基酚、营养不良、严重脓毒症、严格素食饮食、长期饮酒、恶性肿瘤、怀孕和女性等相关的后天因素均可导致此类疾病[2]。总的来说,当患者出现伴阴离子间隙增高的代谢性酸中毒,且排除导致高阴离子间隙的其他情况,包括血清乳酸水平升高、酮类化合物、酒精摄入(异常渗透压差)或是肾衰竭时,就有患代谢紊乱的可能[3]。5-氧脯氨酸的积累主要由于谷胱甘肽合成酶绝对或相对不足,以及 γ-谷氨酰循环(中谷胱甘肽水平继发性减少,图 9.1)。这会导致代谢产物累积和逆向通路抑制,最终导致 5-氧脯氨酸水平升高。长期使用对乙酰氨基酚时,有 1 种与谷胱甘肽合成酶功能抑制相关的代谢产物,为 N-乙酰对苯醌亚胺[4]。对该类病症,女性有更高风险,这是因为女性的谷胱甘肽合成酶同工酶的敏感度更高。5-氧脯氨酸累积的其他机制见图 9.1。

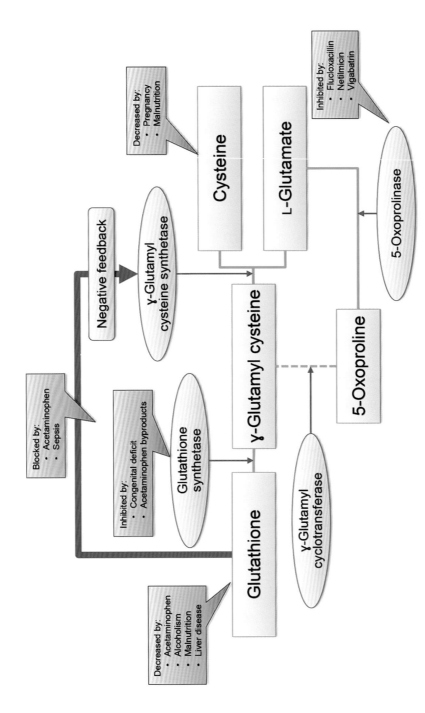

图 9.1 γ-谷氨酰循环。对乙酰氨基酚经由降低谷胱甘肽储备及抑制其谷氨酰半胱氨酸合成酶负反馈，提高了 γ-谷氨酰半胱氨酸及其副产物 5-氧脯氨酸水平。阴影方块内列出了风险因素。

该疾病为自限性疾病且通常预后良好。主要治疗手段为支持性治疗：立即停止致病物质的摄入（如对乙酰氨基酚和酒精），或者治疗潜在风险因素（如脓毒症），有时有必要同时进行。N-乙酰半胱氨酸已经成功地治疗了严重病例，尤其是小儿先天型，或者成人中乙酰氨基酚诱导的谷胱甘肽合成酶缺乏症。N-乙酰半胱氨酸能够提供合成所必需的半胱氨酸，从而恢复肝脏谷胱甘肽的储备[5]。

由于对乙酰氨基酚的滥用，当高风险患者出现无其他原因解释的高阴离子间隙型代谢性酸中毒时，应考虑 5-氧脯氨酸是否处于高水平。及时鉴别以及停止对乙酰氨基酚摄入是治疗此类中毒症的要点。

> 该本例特点为女性、老年、心血管及肺部基础疾病史、长期使用对乙酰氨基酚止痛，出现意识障碍、肌无力、呼吸衰竭入院，血气分析提示代谢性酸中毒、乳酸正常、尿 5-氧脯氨酸明显升高，提示阴离子间隙增高型的重度代谢性酸中毒。
>
> 急性代谢性酸中毒临床常见，常见的原因有脓毒症、休克、高乳酸血症、急性肾损伤、酒精中毒等，过量使用对乙酰氨基酚也是导致高阴离子间隙型代谢性酸中毒的重要原因，应引起临床医生关注，并仔细甄别，及时停药。

**参考文献**

[1] Kortmann W, van Agtmael MA, van Diessen J, et al. 5-Oxoproline as a cause of high anion gap metabolic acidosis：an uncommon cause with common risk factors. Neth J Med, 2008, 66(8)：354 - 357.

[2] Fenves AZ, Kirkpatrick HM, Patel VV, et al. Increased anion gap metabolic acidosis as a result of 5-oxoproline (pyroglutamic acid)：a role for acetaminophen. Clin J Am Soc Nephrol, 2006, 1(3)：441 - 447.

[3] Liss DB, Paden MS, Schwarz ES, et al. What is the clinical significance of 5-oxoproline (pyroglutamic acid) in high anion gap metabolic acidosis following paracetamol (acetaminophen) exposure? Clin Toxicol (Phila), 2013, 51(9)：817 - 827.

[4] Esterline RL, Ray SD, Ji S. Reversible and irreversible inhibition of hepatic mitochondrial respiration by acetaminophen and its toxic metabolite, N-acetyl-p-benzoquinoneimine (NAPQI). Biochem Pharmacol, 1989, 38(14)：2387 - 2390.

[5] Emmett M. Acetaminophen toxicity and 5-oxoproline (pyroglutamic acid)：a tale of two cycles, one an ATP-depleting futile cycle and the other a useful cycle. Clin J Am Soc Nephrol, 2014, 9(1)：191 - 200.

# 病例 10

## 非处方药过量

MAZEN O. AL-QADI, MBBS, SARAH B. NELSON, PHARMD, RPH, AND BERNARDO J. SELIM, MD

### 病例介绍

　　患者男性,19 岁,因服用 100 片 325 mg 的阿司匹林肠溶片自杀而被送至当地医院,既往有抑郁症病史,并于服药后 4 小时测得水杨酸盐浓度为 27 mg/dL。治疗上予以活性炭并输注碳酸氢钠。患者转入重症监护室时,查体示心动过速、呼吸急促、烦躁易怒以及大汗。动脉血气结果示:pH 7.42,$PaCO_2$ 37mmHg,碳酸氢盐 24 mmol/L,$PaO_2$ 64 mmHg。8 小时后复查水杨酸盐浓度为 42 mg/dL,说明仍持续吸收。继续予以输注碳酸氢钠使尿 pH 控制在 7.5 以上,从而促进水杨酸盐肾清除率达到最佳值。每 2 小时一次连续测定水杨酸水平,直到发现下降趋势,以保证药物被清除。病人临床状况明显改善,未进行血透析和通气支持。

 ### 讨论

　　乙酰水杨酸(阿司匹林)、水杨酸甲酯(冬青精油)和碱式水杨酸铋(佩托比斯摩)形式的水杨酸盐的非处方药剂被民众广泛应用。此外,水杨酸盐制剂也可配合其他常用药包括抗组胺药和麻醉剂。大约 60% 的水杨酸盐中毒与急性摄入有关。在细胞水平上,水杨酸中毒会损害关键代谢功能,通过使氧化磷酸化解耦联,抑制三羧酸循环和氨基酸合成,从而使三磷酸腺苷生成量减少。导致机体依赖于无氧代谢,进而产生乳酸,最终形成代谢性酸中毒。对呼吸中枢的直接刺激造成换气过度和呼吸性碱中毒(图 10.1)[1]。

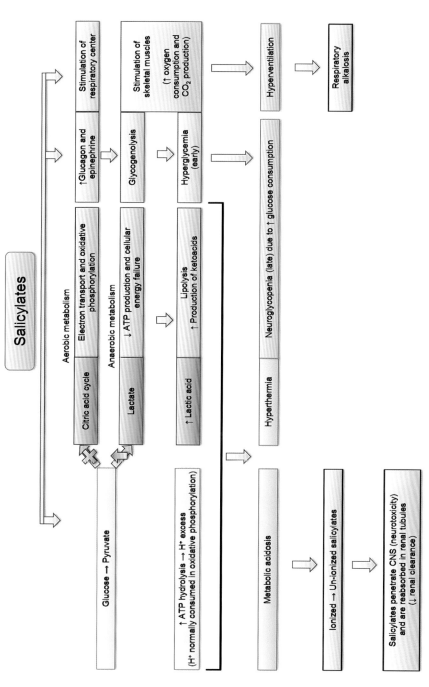

图 10.1 水杨酸盐的代谢效应 ATP,三磷酸腺苷;CNS,中枢神经系统;CO₂,二氧化碳;H⁺,氢离子

治疗剂量的阿司匹林易被胃和小肠吸收,非肠溶制剂和肠溶制剂分别于服药 1 小时和 4~6 小时后达到适宜的血药浓度。大剂量服用时,吸收可能因为药物性幽门痉挛或胃结石形成而延迟。在这些例子中,吸收峰值最迟可能要在服药 35 小时后发生。吸收后,所有的制剂皆可水解为水杨酸盐(水杨酸)。在生理 pH 条件下,接近 90% 的水杨酸盐是与蛋白结合的。其后将进入肝代谢并随尿液排出体外。当摄入阿司匹林剂量超出治疗剂量时,肝结合能力饱和,使更多未代谢的水杨酸盐留存在血液中。水杨酸盐浓度的升高使所有可结合水杨酸盐的蛋白结合点达到饱和,最终导致未结合的游离水杨酸盐浓度明显升高。游离的水杨酸盐以离子(在生理 pH 环境下)或非离子(在酸性环境下)状态存在。非离子水杨酸盐更容易穿过包括血脑屏障在内的细胞膜,并引起水杨酸盐过量中毒症状。肾清除水杨酸盐的能力也同样受损,由于肝代谢的饱和,阻碍了药剂代谢产物从尿液排出。这使得非离子态水杨酸盐在近端肾小管中再吸收的程度提高,延缓了药物排出人体。

急性水杨酸盐中毒表现为非特异性症状,包括恶心、呕吐、腹痛以及耳鸣。病人也可能出现体温过高,这是因为能量以热量的形式被释放出来,而不是生成三磷酸腺苷。病人也常有呼吸急促导致的呼吸性碱中毒,这也是水杨酸盐中毒中主要的酸碱平衡紊乱类型。严重中毒也可能导致其他症状和临床体征,如心动过速、发汗、精神错乱、癫痫以及昏迷。非心源性肺水肿是一种罕见但严重的水杨酸盐中毒并发症,常见于慢性中毒[2]。由于渗透性利尿、呕吐以及不显性失水(高体温和呼吸急促),水杨酸盐中毒也常导致血容量减少。酸碱平衡紊乱是水杨酸盐中毒的一个明显特征,伴随以下 3 个阶段:

1. 最初的 12 小时内,对呼吸中枢的刺激导致过度换气和呼吸性碱中毒。这一阶段以尿碳酸氢盐(和钾)的代偿性排泄增高和碱性尿为特征。

2. 在摄入药物后 12~24 小时期间,将继续出现呼吸性碱中毒,同时有由肾分泌氢(由于钾的耗尽)导致的反常性酸性尿。

3. 在 24 小时后,氢离子的生成速度超过肾脏排出的速度,导致代谢性酸中毒。

如很多其他急诊情况一样,初步治疗应当保持呼吸道通畅、呼吸支持以及稳定循环。对水杨酸盐中毒患者进行气管插管可能造成损伤,只有当气道不畅或出现明显的呼吸衰竭时才应考虑是否对病人行气管插管,因为在急性期出现换气不足是致命的[3]。由于患者常有严重的血容量减少,所以常需积极液体复苏。无论患者血清葡萄糖水平为多少,应予以含葡萄糖溶液例如5% 葡萄糖水溶液,因为水杨酸盐中毒可导致脑组织葡萄糖浓度降低,该情况会在脑葡萄糖消耗速度超过葡萄糖供给时出现[4]。除了支持治疗和容量治疗,治疗的主要目的还在于将吸收量降至最低,促进排出,同时尽可能减少水杨酸盐对中枢神经系统的渗透。以下措施可用于达成这些目标：

如果患者胃动力未受损，净化胃肠道的药物是可以考虑的，应给予一至多剂活性炭（每 4 小时口服 25～50 g，共 150 g），以减少药物的吸收。口服活性炭治疗效果最好的时候是在摄入药物 2 小时内。当怀疑服用缓释药或者药物释放存在延迟效应时，活性炭（摄入药物超过 2 小时）及全肠道灌洗是可选措施。尽管存在争议，仍可考虑洗胃[5]。

及时启动碱化尿液（目标值 pH＞7.5）治疗。由于水杨酸盐是一种弱酸，用碳酸氢钠使血清 pH 超过 7.5，可促进水杨酸盐离子化，限制其穿过细胞膜以及降低近端肾小管中的重吸收。

血液透析用于患者出现终末器官功能障碍（昏迷、肺水肿导致的呼吸衰竭或肾衰竭）。此外，血液透析也用于患者血清水杨酸盐水平较高的情况（急性中毒＞100 mg/dL，慢性中毒＞40 mg/dL）。

通过本病例进一步学习了解水杨酸盐在机体内吸收、代谢、排泄的过程。急性水杨酸盐中毒缺乏特异性症状，酸碱紊乱是其主要的特征，应重视并识别。治疗策略包括及早活性炭净化胃肠道，及时碳酸氢钠碱化尿液，减少重吸收，重症患者应及时行血液净化治疗。

**参考文献**

[1] Tenney SM, Miller RM. The respiratory and circulatory actions of salicylate. Am J Med, 1955, 19(4):498-508.

[2] Thisted B, Krantz T, Stroom J, et al. Acute salicylate self-poisoning in 177 consecutive patients treated in ICU. Acta Anaesthesiol Scand, 1987, 31(4):312-316.

[3] Stolbach AI, Hoffman RS, Nelson LS. Mechanical ventilation was associated with acidemia in a case series of salicylate-poisoned patients. Acad Emerg Med, 2008, 15(9):866-869.

[4] Thurston JH, Pollock PG, Warren SK, et al. Reduced brain glucose with normal plasma glucose in salicylate poisoning. J Clin Invest, 1970, 49(11):2139-2145.

[5] Juurlink DN, McGuigan MA. Gastrointestinal decontamination for enteric-coated aspirin overdose: what to do depends on who you ask. J Toxicol Clin Toxicol, 2000, 38(5):465-470.

# 病例 11

## 心肌梗死后并发症

MAZEN O. AL-QADI, MBBS, AND ERIC L. BLOOMFIELD, MD

---

### 病例介绍

　　患者男性,91岁,因胸骨后疼痛伴昏厥就诊于当地医院急诊。患者肌钙蛋白水平升高,但无心电图(ECG)明显变化,诊断为非ST段抬高型心肌梗死。治疗上予以阿司匹林、氯吡格雷抗血小板,以及肝素抗凝。后患者被转入三级医院,并给予经皮冠状动脉介入治疗,分别于左前降中段及右冠状动脉中段置入了药物洗脱支架。两天后,患者发生急性胸痛并出现循环衰竭,行心肺复苏(CPR),后患者发生心搏停止。CPR过程中,超声心动显示心包积液伴填塞。尝试紧急床边心包穿刺失败后行心脏手术。紧急经胸部切口行开放心包切除术,发现心包膜中大量血凝块,同时发现左心室前壁破裂并伴活动性出血。经过持续CPR,考虑患者预后不良,最终结束CPR。

 讨论

　　冠心病是目前世界上首要死亡原因。急性心肌梗死(AMI)可并发心律失常、心源性休克、血栓栓塞以及心包炎。此外,也可能出现乳头肌断裂伴二尖瓣反流、室间隔破裂以及游离壁破裂等机械性并发症。发生AMI后采用经皮冠状动脉介入治疗可以降低这些并发症的发病率或推迟其发生。

　　心室游离壁破裂(VFWR)是一种罕见的严重并发症,在AMI病人中的发病率为0.5%,死亡率为20%[1]。尽管罕见,在AMI发病后最终死亡的病人中,VFWR出现的概率为14%～26%。发生VFWR的其他原因包括器械植入、心肌脓肿、心脏肿瘤、主动脉壁夹层形成以及心脏手术。此外,有关章鱼篓心肌病(应激性心肌病)患者的报告中也曾发现心肌破裂[2]。尽管左心室游离壁破裂较常见,但是右心室破裂也曾被报告过。绝大多数 VFWR(90%)发生于 AMI 发病两周内,且约 50% 发病于 AMI 后前 5 天。80% 的病例中,左前降支和旋冠状动脉是主要受累血管。

以下风险因素与 VFWR 的风险增高有关:女性、高龄(>60 岁)、长期高血压、冠脉单支病变、侧壁或前壁 AMI、心电图示持续 ST 段升高、初始心电图存在 Q 波以及透壁性梗死。之前虽然有些关于类固醇皮质激素治疗 VFWR 的报告,但是一项关于 11 组对照试验的荟萃分析说明了皮质类固醇治疗 VFWR 是无效的[3]。此外,延时使用纤溶剂与提高 VFWR 的风险之间也不存在关联,然而在治疗后 24 小时内晚些时候使用纤溶剂会加速破裂[4]。此外,早期给予 β 受体阻滞剂和血管紧张素转换酶抑制剂有助于防止心肌破裂。下列四种不同类型的 VFWR:

● Ⅰ型[发病于心肌梗死 24 小时内(MI)]:小,急速,呈全层撕裂且无变薄。常见于接受溶栓治疗的病人。

● Ⅱ型(发病于心肌梗死 1~3 日内):呈梗死段多处糜烂且出现渗血。

● Ⅲ型(发病于心肌梗死后>3 日):出现于梗死区与正常心肌的交界区,呈心室壁变薄至破裂。此类型的原因在于活跃的左心室流出道出现梗阻,心室壁压力增高伴动脉瘤形成。破口常被血栓或心包保护。

● Ⅳ型(无明确的时间段):是一种不完全破裂(换句话说,就是未贯通心肌全层)。

临床上,患者可能在咳嗽或紧张时诱发急性胸痛。Ⅰ型的 VFWR 会出现突发性的心血管衰竭,其后由于心包积血和填塞会导致心电机械分离。其后形成血凝块并封堵心包漏口,出血可能会停止。三分之一的患者可能会出现缓慢的反复性出血,行急诊手术是唯一的解决办法。Ⅱ型和Ⅲ型的 VFWR 通常伴随难治性心源性休克。总体来看,VFWR 的致死率为 20%。当怀疑为 VFWR 时,应完善胸超声心动图检查以便尽快确诊。对快速诊断来说,胸超声心动图应是最敏感最快捷的且最有效的手段。超声心动图可以显示心包积液或填塞体征(右心衰竭、下腔静脉扩张以及呼吸时二尖瓣和三尖瓣血流变化)并显示心脏破裂缺损部位。借助肺动脉导管,如果有填塞体征(即右心房-右心室舒张压压力梯度减小,以及肺毛细血管楔压增高等表现)会更有利于做出诊断。

治疗应首先行液体复苏以提高心脏充盈,并使用正性肌力药从而改善心排血量。血管升压素可确保血流动力学稳定性。直接心包穿刺可稳定患者的血流动力学直到行手术干预。尽管存在争议,主动脉内球囊反搏仍可作为游离壁破裂患者进行手术前的快速治疗措施[5]。作为唯一根治性的治疗措施,紧急手术干预的术种包括切除(梗死灶切除)或保留心肌梗死部位并修复破损部位。

VFWR 是一种罕见的心肌梗死潜在致命并发症。根据 VFWR 的发病时间不同（在心肌梗死之后的第一天、第二天或第三天，以及更晚的时间发病），其表现也各不相同。而急诊手术是唯一的根治措施。

> 这是一例非 ST 段抬高型心肌梗死患者，经过常规抗血小板、抗凝治疗，并行皮冠状动脉介入手术，2 天后出现心包填塞、左心室前壁破裂，虽经积极救治，依然无法逆转。通过该病例的学习，对心室游离壁破裂（VFWR）这一冠心病、心肌梗死罕见并严重并发症有了充分的了解。临床医生应熟知各种高危因素，识别四种不同类型的 VFWR，更利于评估临床预后。特别强调了经胸超声心动图在快速诊断中的重要性。在支持治疗方面及时的液体复苏、血管活性药物、心包穿刺、主动脉内球囊反搏等手段虽可以暂时维持血流动力学稳定，但应争取尽早手术治疗，急诊手术才是根治性措施。

**参考文献**

[1] French JK, Hellkamp AS, Armstrong PW, et al. Mechanical complications after percutaneous coronary intervention in St-elevation myocar dial infarction (from APEX-AMI). Am J Cardiol, 2010, 105(1): 59 - 63.

[2] Kumar S, Kaushik S, Nautiyal A, et al. Cardiac rupture in takotsubo cardiomyopathy: a systematic review. Clin Cardiol, 2011, 34(11): 672 - 676.

[3] Giugliano GR, Giugliano RP, Gibson CM, et al. Meta-analysis of corticosteroid treatment in acute myocardial infarction. Am J Cardiol, 2003, 91(9): 1055 - 1059.

[4] Becker RC, Charlesworth A, Wilcox RG, et al. Cardiac rupture associated with thrombolytic therapy: impact of time to treatment in the Late Assessment of Thrombolytic Eficacy(LATE)study. J Am Coll Cardiol, 1995, 25(5): 1063 - 1068.

[5] Pifarre R, Sullivan H J, Grieco J, et al. Management of left ventricular rupture complicating myocardial infarction. J Thorac Cardiovas Surg, 1983, 86(3):441 - 443.

# 病例 12

## 大咯血

MAZEN O. AL-QADI, MBBS, AND MARK E. WYLAM, MD

### 病例介绍

　　患者女性,50 岁,因为急性咯血行心肺复苏后转入 ICU,既往有转移性腺样囊性癌病史。入院后,患者又发生了一次大咯血(＞500 mL),并且逐渐出现意识不清。在进行气管插管时患者脉搏消失,开始进行心肺复苏(CPR),同时发现患者上呼吸道中有大量的血液。2 分钟 CPR 后,患者恢复自主循环。

　　患者既往因气管肿瘤行放射治疗约 5 年,曾两次因咯血行急诊支气管镜检查和气管支架的放置。在第一次发作时,放置了覆膜自膨胀金属支架于肿瘤床上。在第二次发作时,支架部分被恶性肿瘤阻塞,并在远端和近端形成肉芽组织。因此,硅胶支架放在预先存在的支架近端和远端之间,扩张良好。目前,在气管导管就位的情况下,气道出血得到控制。由此怀疑导丝支架的近端部分已侵入无名动脉,导致大量咯血。

　　介入性放疗小组立刻将一根 8.0 mm 支架植入患者右无名动脉并覆于金属网支架上,以将其从源头至分支整个覆盖(图 12.1)。患者没有出现进一步出血,并成功拔管接受姑息治疗。

 讨论

　　大咯血是一种危及生命的症状,占咯血病例的 5％～10％。尽管 100～200 mL 的急性出血(等于解剖学上无效腔容积)可累及上呼吸道从而损害气体交换,但于 24 小时内咳出超过 600 mL 血液通常才被定义为大咯血。然而该种定义方式未考量临床上的诸多变数,如患者保持气道通畅的能力、出血

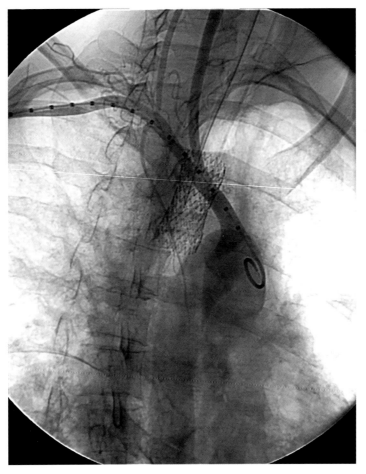

图 12.1　右侧无名动脉中的支架移植物放置标记猪尾导管被推进并置于升主动脉中。可以看到金属丝网气管支架内的气管插管和气囊,显示在无名动脉上方的金属丝网支架,没有假性动脉瘤或活动性出血的迹象。之后,放置了一个 8 mm×38 mm ICAST 覆膜支架(Atrium Medical Corp),以覆盖从其起源到分叉的整个无名动脉。

速度,以及心肺共病的存在[1]。

　　大咯血的最常见诱因为支气管扩张、结核(最常见于发展中国家)、足分支菌病、经支气管活检、坏死性肺炎、支气管癌,以及纤维性纵隔炎(表 12.1)。出血的典型源头为以下之一:① 支气管血管的分支(90%的大咯血病例);② 体循环非支气管血管(5%的病例,例如气管造口术后气管无名动脉瘘,或主动脉气管动脉瘤);③ 肺循环(5%的病例,例如肺血管炎、肺梗死、肺动脉瘤或动静脉畸形)。

　　大咯血的主要致死原因是窒息。因此介入治疗应集中于保持呼吸道通畅,隔离出血侧以控制出血,有些情况中还需稳定血流动力学征象。

**表 12.1　大咯血病因分析**

中央(气道):支气管内肿瘤、创伤或气管动脉瘘

远端(气道或薄壁组织):支气管扩张、肺结核、足分支菌病或坏死性肺炎

血管:肺动脉破裂或动脉瘤、肺梗死、肺动脉高压或肺动静脉畸形

凝血功能障碍:缺乏程序或干预措施的罕见原因

气管切开术后

    早期(数小时内):围手术期凝血功能障碍或手术稳态不足

    晚期(数天到数周):大多数(75%)是由气管瘘引起的,并且通常在大量出血前几小时,以自限性前哨出血为预兆

---

血流动力学不稳定或呼吸损害的患者需要尽快插管。大口径气管导管(内径≥8 mm)应用于帮助充分抽吸和进一步内镜下治疗。可置入未受影响的肺部主支气管内以隔离出血侧。

当探知出血侧后,应让患者保持患侧卧位,以限制出血扩散至对侧未受影响的肺。

支气管镜是清除血块的最有效手段[2]。可用支气管镜隔离未受影响的肺,并以如下两种方式之一介入控制出血:① 选择性地向未受影响的肺插管。该方法并不推荐于左肺出血的情形,因为插管置入右肺会导致右上叶支气管闭塞从而进一步影响呼吸交换。② 用气囊导管或肺动脉球囊导管阻塞支气管以止血。气囊导管可用于主支气管、叶支气管及段支气管,并且可留置最多1星期(每日3次放气几分钟,以保持黏膜活力)。当导管置入达5天时会提高肺炎风险。若出现活跃出血导致气道显影不良,使置入装置阻塞支气管的尝试变得困难时,可考虑荧光透视引导置入。肺动脉球囊导管可用于封堵更远端节段以改善气体交换。

也可尝试局部给药控制出血,如冷盐水冲洗和血管收缩剂。肾上腺素和血管升压素对轻度到中度的出血都有帮助,但可能会导致全身不良反应,例如高血压及心律失常,因此不提倡使用此类药物。一种抗纤溶剂氨甲环酸也曾于病例报告中被提及,该药物在冷盐水和肾上腺素收效甚微的时候可用于帮助止血。包含或不包含因子Ⅷ、重组活化因子Ⅶ(rFⅦa)或抑肽酶的纤维蛋白原-凝血酶能生成纤维蛋白凝块并迅速止血,但又会导致再出血,因此它们通常用作临时手段,直到根治治疗实施[3-4]。rFⅦa也被用于支气管内。

对中心气道出血的高级介入治疗(如支架、冷冻探针)通常由一名胸外科医师施行(常使用硬支气管镜),这超出了本文的讨论范围。

根治治疗可能包括血管内或外科介入措施。血管内治疗(例如支气管动脉栓塞术)可于患者状态稳定后进行。该治疗手段伴随着较小的神经损害风险(5%的人口存在起源于支气管动脉的脊髓动脉)。不过,可以通过使用超

选择性导管栓塞更远端的支气管动脉来最小化该风险[5]。当对患者行血管内介入失败时，外科介入将用于控制出血。此类患者几乎都为足分支菌病导致大咯血。

　　大咯血是危及生命的呼吸道急症，病因多种多样，目前可溯源的导致咯血的病因多达 100 余种，本例患者的大咯血是与气管肿瘤侵犯、导丝支架侵入无名动脉相关，通过放置覆膜支架成功救治。提示通过全面、细致的检查，尽早明确出血部位，从而有针对性地实施有效治疗对预后至关重要。同时也必须强调，对于咯血患者严重程度的判断，不能过分拘泥于大咯血的定义（即咯血量的多少）。对于体弱、年迈、重症、胸部外伤、中枢疾患等咳嗽无力的患者，即使少量咯血也可窒息死亡，应高度警惕。早期外科手术治疗能明显提高抢救成功率及改善预后。

## 参考文献

［1］ Ibrahim WH. Massive haemoptysis：the definition should be revised. Eur Respir J，2008，32(4)：1131 - 1132.

［2］ Dweik RA，Stoller JK. Role of bronchoscopy in massive hemoptysis. Clin Chest Med，1999，20(1)：89 - 105.

［3］ de Gracia J，de la Rosa D，Catalan E，et al. Use of endoscopic fibrinogenthrombin in the treatment of severe hemoptysis. Respir Med，2003，97(7)：790 - 795.

［4］ Heslet L，Nielsen JD，Levi M，et al. Successful pulmonary administration of activated recombinant factor Ⅶ in diffuse alveolar hemorrhage. Crit Care，2006，10(6)：R177.

［5］ Mal H，Rullon I，Mellot F，et al. Immediate and longterm results of bronchial artery embolization for life-threatening hemoptysis. Chest，1999，115(4)：996 - 1001.

# 病例 13

## 髋部骨折后低血压

JOSEPH H SKALSKI, MD AND DARYL J. KOR, MD

### 病例介绍

　　患者男性,55岁,既往于工地受伤致左髋臼骨折,就医后行切开复位及内固定手术。在术后1日的康复期间,患者突然发绀、气短并发汗。应急小组立刻开始抢救,但患者状况迅速恶化,脉搏消失并失去意识。随后行胸外按压、高级心血管生命支持复苏以及气管插管。经过12分钟的心肺复苏(其中包括两次电除颤)后,患者自主循环恢复,随后被转入重症监护室行进一步治疗。

　　转入重症监护室后,患者脉搏可触及,但呈低血压、心动过速和意识丧失。予以静脉血管活性药物以维持血压。考虑患者急性肺动脉栓塞的可能性,开始对患者静脉注射肝素。患者状况稳定后,计算机断层血管造影(CTA)示大面积肺栓塞(图13.1)。经胸超声心动图提示右心室严重扩张、右

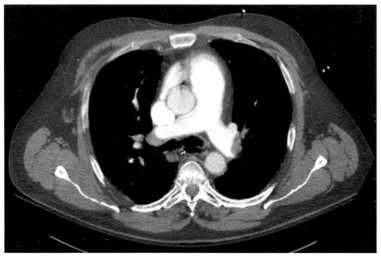

图13.1　肺栓塞。计算机断层扫描胸部血管造影显示双侧中央肺栓塞累及左右主肺动脉

心室收缩功能降低以及左心室充盈缺损但收缩功能尚存。由于患者近期曾接受手术，未使用全身溶栓治疗，心血管外科会诊后，考虑患者存在外周血栓因此不适合外科血栓清除术。

接下来的几天，患者血流动力学改善，血管活性药物停止给药。患者呼吸也得到改善，因此呼吸机只用来提供最小支持。尽管心肺状况改善，患者仍昏迷不醒。头部核磁共振结果显示患者有严重的缺氧性脑损伤，很有可能是其心脏骤停导致。经过患者家人同神经科专家以及姑息治疗小组讨论，患者的授权委托人选择了关怀治疗。呼吸机被移除，患者在家人的陪伴下平静离世。

 # 讨论

抗凝药物是治疗急性肺栓塞的主要药物[1]。除非病人有明确的禁忌证，一旦诊断为急性肺栓塞，静脉抗凝剂如肝素应被立即使用。即便仍未进行验证性诊断试验，如果临床高度怀疑存在肺栓塞，且无药物禁忌，也应当立即使用抗凝药物[1]。

这位患者的病例说明，即使使用了恰当的抗凝治疗，急性肺栓塞也可能出现较差的预后。研究发现，全身性溶栓治疗能够改善急性肺栓塞患者的预后。溶栓药物如重组组织型纤维蛋白酶原激活剂和链激酶激活纤溶酶可以促进纤维蛋白降解[1]。在诊断为肺栓塞时，这些药物通常以单次短输液的形式使用。重要的是，溶栓治疗不是适当抗凝治疗的替代品[1]。溶栓治疗可以使血栓加速溶解，因而在理论上对急性肺栓塞的治疗有益。然而与单独使用抗凝治疗相比，使用溶栓治疗会增加大出血的风险，并且对未加选择的急性肺栓塞患者进行的大量研究表明，使用溶栓治疗无助于改善死亡率[1-2]。

大面积肺栓塞能够导致休克和低血压，患者的死亡风险非常高，因此该类患者常被认为在全身溶栓治疗中收益最大。溶栓治疗对大面积肺栓塞的治疗效果尚未明确，尚缺少大规模的随机对照研究。尽管如此，对国家数据库的回顾性研究发现，在 72 239 例不稳定的肺栓塞患者中，确定未接受溶栓治疗的患者有 47% 的死亡率，相比之下接受溶栓治疗的患者则有 15% 的死亡率[3]。2012(第 9 版)美国胸内科医师学会(ACCP)指导准则建议，对未发现有禁忌证的大面积肺栓塞患者，应行全身性溶栓治疗[1]。

临床医生可能遇到类似的情形，即一位未休克的患者，其超声心动图示右心室功能不全、肌钙蛋白水平升高或存在大血块。溶栓治疗中度肺栓塞(MOPETT)试验用于测试右心室功能不全和影像学上血栓累及肺动脉，使血管狭窄超过 70% 的病人进行减量溶栓治疗的适用性[4]。在临床终点，死亡率和复发性肺栓塞没有出现统计意义上的减少,但被随机分配接受溶栓治疗的患者皆出现超声心动图上提示的肺动脉压持续降低[4]。需要进一步研究以明确哪些次大面积肺栓塞病人能从全身溶栓治疗中受益。ACCP指导准则(第9版)并没有明确建议对右心室功能不全或肌钙蛋白水平升高的次大面积肺栓塞病人行全身溶栓治疗。

本病例中,该名患者出现大面积肺栓塞,因此适用于溶栓治疗。然而考虑到他近期(<24小时)接受过手术,判断为存在溶栓治疗禁忌证,因此未进行溶栓治疗。

如肝素作为对肺栓塞的主要治疗方法,在临床上高度怀疑患者出现肺栓塞并且无禁忌证时尽早使用。全身溶栓治疗则应在患者因肺栓塞而出现休克(如大面积肺栓塞)且无禁忌证时使用。全身溶栓治疗对于次大面积肺栓塞患者是否有效,尚未明确,并且需要进一步研究。

> 这是一个骨科术后并发大面积肺梗死,虽经积极的抢救但患者仍不治而亡的病例。围手术期肺动脉栓塞是一个老话题了,但是时至今日其发病率虽较前降低,但死亡率仍较高。对于大面积肺动脉栓塞的治疗,主要有溶栓、取栓及抗凝等措施,实际根据是否存在相应禁忌证做相应的取舍。对于次大面积栓塞,目前临床早期诊断是一个难点,床旁TEE指导意义明确,对于早期诊断有利。

**参考文献**

[1] Kearon C, Akl EA, Comerota AJ, et al. Antithrombotic therapy for VTE disease: antithrombotic therapy and prevention of thrombosis, 9th ed: American College of Chest Physicians Evidence-Based Clinical Practice guidelines. Chest, 2012, 141(2 Suppl): e419S-e494S. Erratum in: Chest, 2012, 142(6):1698-1704.

[2] Wan S, Quinlan DJ, Agnelli G, et al. Thrombolysis compared with heparin for the initial treatment of pulmonary embolism: a meta-analysis of the randomized controlled trials. Circulation, 2004, 110(6):744-749.

[3] Stein PD, Matta F. Thrombolytic therapy in unstable patients with acute pulmonary embolism: saves lives but underused. Am J Med, 2012, 125(5):465-470. Erratum in: Am J Med, 2012, 125(7):e13.

[4] Sharifi M, Bay C, Skrocki L, et al. Moderate pulmonary embolism treated with thrombolysis (from the "MOPETT" trial). Am J Cardiol, 2013, 111(2):273-277.

# 病例 14

## 拔管失败

MUHAMMAD A. RISHI, MBBS, AND NATHAN J. SMISCHNEY, MD

---

### 病例介绍

　　患者女性，74 岁，既往病史包括 2 型糖尿病、消化性溃疡病、高血压、冠心病以及 L1 椎管内神经鞘瘤。患者于就医两周前进行了积极运动负荷测试（显示下壁心肌缺血，心率 116 次/分，射血分数 60%）。就医当日，患者接受了 L1 椎板切除术及肿瘤切除术。

　　患者术中被置入 7 mm 套囊气管导管，无明显异常。术中输注了 2 L 晶体溶液，流失约 50 mL 血液。拔管后患者血流动力学稳定，后被转入麻醉恢复室（PACU）。然而在 PACU 内，患者出现嗜睡，监测到阻塞性呼吸暂停及打鼾。患者出现进行性缺氧及发绀，给予无创通气（NIV）。起初患者对 NIV 有所反应，但随后出现缺氧。动脉血气分析示 pH 7.31，$PaCO_2$ 57 mmHg，$PaO_2$ 57 mmHg。胸片显示两肺弥漫性浸润，肺门周围最为严重，符合肺水肿（图 14.1）。前后心电图对比无异常，肌钙蛋白初始及后续水平处于参考区间内。急诊超声心动图显示射血分数正常伴高动力心室运动。由于 NIV 未改善患者状况，立即重新对其插管，6 小时后患者顺利拔管。

 ## 讨论

　　负压性肺水肿（NPPE）是一种不常见但能危及患者生命的全身麻醉并发症，其发生率为 0.1%[1]，其特征表现为显著的胸内负压导致液体渗入肺间质[1]。尽管许多种特征都被用来描述该并发症，最常见的症状为拔管后喘鸣、非特异性的睡眠呼吸暂停，以及窒息和绞缚感。

　　NPPE 常发生在上呼吸道阻塞后。该情况见于所有年龄段的患者，但较

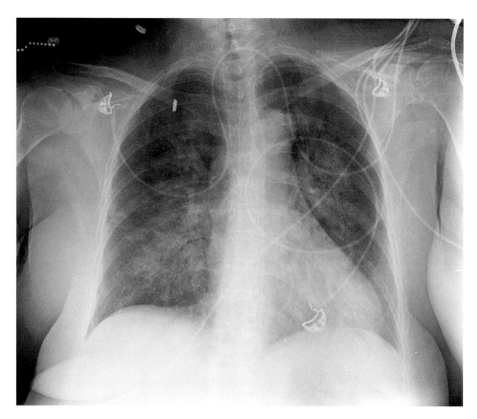

图 14.1　肺水肿。该胸部放射片来自一名拔管后负压性肺水肿病人。

常见于中年男性患者。容易导致 NPPE 的因素有短颈、插管困难、气管导管梗阻、阻塞性睡眠呼吸暂停的病史、过度肥胖、肢端肥大症以及上呼吸道手术。NPPE 主要分为两种：1 型出现于上呼吸道直接阻塞时，如拔管后喉痉挛；2 型出现于慢性呼吸道阻塞解除时，如上呼吸道肿瘤切除术后。

　　NPPE 的病理生理特点为因声门闭合后胸内负压增加（调整后的 Müler 氏动作），形成较大的胸膜压。导致血液流向肺血管床，肺静压升高，从而肺微循环渗出增多。缺氧导致的肺血管收缩及肺间质压降低使肺水肿进一步恶化。其次存在的机制可能是儿茶酚胺类因为压力过度而分泌增加。肾上腺素激增使左心室后负荷增加，左侧射血分数减少；结果表现为左心室收缩末期和舒张末期容积提高及肺水肿[3]。

　　NPPE 常于数分钟内发生，并在 24～36 小时内缓解。临床上对利尿剂的使用存在争议。少数情况下，充分供氧便足够了。机械通气是主要的治疗措施，不过持续气道正压通气或双水平气道正压通气可以根据患者情况使用[4]。肺出血为 NPPE 患者的罕见并发症[2]。

NPPE 是患者发病及紧急入住重症监护室的一个重要原因,该病不常见,偶尔会导致患者术后死亡。该病的症状和临床表现已明确。除了尽早识别症状之处,及时使用正压呼吸通气尽快消除症状也是重中之重。

> 这是一个围手术期出现严重并发症的病例,该患者拔管后出现严重的低氧血症,临床诊断为负压性肺水肿。由于判断正确,及时处理,被成功救治。NPPE 是围术期罕见的呼吸道并发症,而且发病较急,会导致严重后果。临床医生提高对该疾病发生机制的认识,尤其关注拔管后的临床征象,重视高危人群,早期识别,及时床边超声心动图排除急性左心衰,应考虑该病的可能。一旦明确,及时充分给氧,并积极给予呼吸支持、无创正压通气,症状多能缓解。

## 参考文献

[1] Tami TA, Chu F, Wildes TO, et al. Pulmonary edema and acute upper airway obstruction. Laryngoscope, 1986, 96(5): 506 - 509.

[2] Schwartz DR, Maroo A, Malhotra A, et al. Negative pressure pulmonary hemorrhage. Chest, 1999, 115(4): 1194 - 1197.

[3] Koh MS, Hsu AA, Eng P. Negative pressure pulmonary edema in the medical intensive care unit. Intensive Care Med, 2003, 29(9): 1601 - 1604.

[4] Furuichi M, Takeda S, Akada S, et al. Noninvasive positive pressure ventilation in patients with perioperative negative pressure pulmonary edema. J Anesth, 2010, 24(3): 464 - 468.

# 病例 15

## 左肺切除术后低血压和右侧心力衰竭

MISTY A. RADOSEVICH, MD, W BRIAN BEAM, MD, AND ONUR DEMIRCI, MD

## 病例介绍

患者男性,65 岁,既往冠心病,此次因恶性间皮瘤接受化疗及左全肺切除术。顺利诱导后,给予左侧双腔气管导管插管。经后外侧开胸行左全肺切除术,并行大面积心包切开未修复术,最后予以行胸腔闭式引流。术后患者于手术室内拔管并送入麻醉恢复室(PACU)。

转入 PACU 后片刻,当改变体位时,患者出现显著低血压(收缩期血压 40 mmHg)。先后予以去氧肾上腺素药、麻黄碱、肾上腺素,并最终行去氧肾上腺素输注。心电图(ECG)示于前外侧导联新发无特异性 ST 段及 T 波异常,并新发不完全性右束支传导阻滞。经胸超声心动图示高动力"D"形左心室,射血分数为 70%。局部室壁运动无异常,但病人出现中度到重度右心室扩张及重度三尖瓣反流,右心室收缩压为 54 mmHg(收缩期血压为 122 mmHg)。胸片示左侧全肺切除术后改变。肌钙蛋白 T 水平中度升高,血红蛋白浓度较术前轻度下降。

自始至终患者未出现胸痛、胸部压迫或气短,但转入重症监护室(ICU)后,在血压下降期间,患者出现意识丧失。予以患者去甲肾上腺素、血管升压素及米力农维持血流动力学稳定,并停止使用去氧肾上腺素。升高的肌钙蛋白水平呈现下降趋势。次日,ECG 示电轴右偏及 $S_I Q_{III} T_{III}$ 阳性。计算机断层(CT)血管造影肺栓塞检查呈阴性,然而心脏显著左移,并且右肺动脉(PA)瓣上方 2.4 cm 处明显变窄(图 15.1)。病人进手术室再次手术,发现其心脏在未修复的心包缺损处发生疝。因心脏突出穿过该缺损,心缘压迫主 PA。心脏被重新复位置于心包囊后,后术中经食管超声心动图示 PA 压迫已解除,右侧心脏血流动力学改善。心包缺损处以牛心包膜封闭。

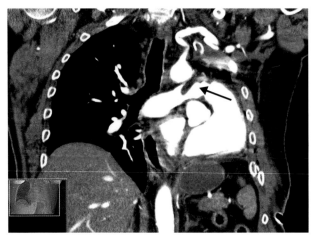

图 15.1　肺动脉受压迫

冠状面计算机断层扫描显示心脏左移并以心包缘压迫肺动脉（箭头处）。

病人术后立即拔管，术后 12 小时内血管加压药物全部撤除。术后 2 日，病人转出 ICU，患者于入院第 8 日出院。

 讨论

心脏疝发生于心脏经由心包缺损处移入术后空置的一侧胸廓时，是一种严重而罕见的全肺切除术后并发症。1951～2005 年，全肺切除术后患者中报告了约 50 例发生了心脏疝[1]。但在因恶性间皮瘤而接受化疗的患者中，胸膜外全肺切除术后发生心脏疝的概率更高（3%）[2]。绝大多数病例发生于术后早期，几乎全部病例发生于术后 24 小时内。其症状无特异性，且心脏疝在未发现及未治疗时，致死率高达 100%，因此对其应保持高度的警觉，但即使及时识别并治疗，其报告死亡率也达到 50%[1]。

由于其非特异性症状，心脏疝的确诊具有一定挑战性。此外，其症状和体征会因疝发生的部位而异。腔静脉及心脏扭转会导致右侧疝，表现出来的生理异常为右心静脉回流受阻伴上腔静脉综合征[3]。左侧疝的典型原因则是心包压迫心室，导致心室壁灌注减弱，并产生相关的症状（如心律失常、流出道梗阻以及心肌缺血）[1]。

与心脏疝关联的先期因素包括胸廓内负压（如在空置胸廓内使用抽吸术）、给病人翻身导致术侧向下、过强的正压通气，以及剧烈咳嗽[1,3]。

右侧心脏疝的胸片特征是可观测到心脏位于右侧胸廓中。与之不同，左侧心脏疝没有明显的胸片提示，胸部影像学表现不易察觉，表现为心脏影左移,脊椎旁伴一圆形混浊心脏疝影[3]。

超声心动图是诊断心脏疝的有力工具,会显示出心包缘存在心脏的大块组织影[1]。但本例中,病人的超声心动图并未出现明显特征。

尽管本例中 CT 对诊断起到非常大的作用,但 CT 检查在诊断此类病症中的功效并未被文献很好地描述。不过在胸部钝伤后心包破裂继发心脏疝诊断中,CT 检查被证明是一种有力工具。

心脏疝的治疗重点在于紧急手术修复,但保守措施也用来稳定病情,直到病人进入手术室。这些措施包括将病人体位置于非术侧朝下的姿势,避免过于积极的正压通气,并且向空置胸廓注入空气[5]。

心脏疝的诊断充满挑战性。此类病人存活的关键在于尽早识别和介入治疗,因此当曾接受伴心包切开的全肺切除术患者出现低血压情况时,需要高度警觉心脏疝的可能性。

> 这是一例罕见并富有挑战性的病例,如不能及时正确识别并修复疝口,死亡近在咫尺。全肺切除术后、胸部外伤或心包破裂时如出现不能解释的循环恶化应关注出现心脏疝的可能性。由于该类疾病临床缺乏特异性的症状体征,及时的影像学检查(包括胸片、胸部 CT、床边超声心动图)有助于明确诊断及鉴别,特别是床旁超声心动图意义更为突出,治疗方面的有效措施为手术治疗,任何保守治疗都是为手术创造机会。

**参考文献**

[1] Chambers N, Walton S, Pearce A. Cardiac herniation following pneumonectomy: an old complication revisited. Anaesth Intensive Care, 2005, 33(3):403 - 409.

[2] Opitz I, Kestenholz P, Lardinois D, et al. Incidence and management of complications after neoadjuvant chemotherapy followed by extrapleural pneumonectomy for malignant pleural mesothelioma. Eur J Cardiothorac Surg, 2006, 29(4):579 - 584.

[3] Yacoub MH, Williams WG, Ahmad A. Strangulation of the heart following intrapericardial pneumonectomy. Thorax, 1968, 23(3):261 - 265.

[4] Schir F, Thony F, Chavanon O, et al. Blunt traumatic rupture of the pericardium with cardiac herniation: two cases diagnosed using computed tomography. Eur Radiol, 2001, 11(6):995 - 999.

[5] Cassorla L, Katz JA. Management of cardiac herniation after intrapericardial pneumonectomy. Anesthesiology, 1984, 60(4):362 - 364.

# 病例 16

## 白细胞增多症

SUMEDH S. HOSKOTE, MBBS, SHIVANI S. SHINDE, MBBS, AND NATHAN J. SMISCHNEY, MD

## 病例介绍

患者男性,80 岁,既往因主动脉瓣狭窄行生物瓣膜修复术,病态肥胖,并且患有严重的肥胖—通气不足综合征,通过气管切开术进行夜间机械通气治疗。因呼吸困难数日就诊于一家社区医院急诊室,因发现白细胞计数严重升高达 $247 \times 10^9$/L,随后转至三级医疗中心进行进一步治疗,拟诊断为急性白血病。入院时,患者通过气管切开处进行机械通气,并且予以去甲肾上腺素维持血压。生命体征:体温 36.8 ℃,心率 124 次/分,血压 97/42 mmHg(平均动脉压 55 mmHg),呼吸频率 20 次/分,氧饱和度 98%(吸氧浓度 100%)。体格检查示患者病态肥胖,体重 143 kg,深度昏迷(格拉斯哥昏迷评分 3 分),脉搏微弱,双侧呼吸音粗糙。心脏监测显示窦性心动过速。立即行化验,结果见表 16.1。动脉血气分析结果为 pH 6.85,$PaCO_2$ 74 mmHg,$PaO_2$ 51 mmHg,碳酸氢盐 12 mmol/L。胸片示双侧肺门周围浸润及胸腔积液。

病人症状被认为是白细胞淤滞症伴急性髓性白血病(AML),并发弥散性血管内凝血(DIC)及自发性肿瘤溶解综合征(TLS)。经双腔透析导管予以患者新鲜冰冻血浆及冷沉淀,以便进行白细胞分离。然而在置入导管并给药后不久,病人出现心搏骤停,复苏失败。

表 16.1 化验结果

| 成分 | 结果 | 参考值 |
| --- | --- | --- |
| 钠,mmol/L | 138 | 135~145 |
| 氯化物,mmol/L | 99 | 100~108 |
| 钾,mmol/L | 5.0 | 3.6~5.2 |
| 碳酸氢盐,mmol/L | 16 | 22~29 |
| 血清尿素氮,mg/dL | 28 | 6~21 |

| 成分 | 结果 | 参考值 |
|---|---|---|
| 肌氨酸酐,mg/dL | 3.3 | 0.7～1.2 |
| 无机磷,mg/dL | 7.9 | 2.5～4.5 |
| 钙,mg/dL | 9.2 | 8.9～10.1 |
| 丙氨酸氨基转移酶,U/L | 1 599 | 7～45 |
| 天冬氨酸氨基转移酶,U/L | 700 | 8～48 |
| 碱性磷酸酶,U/L | 294 | 45～115 |
| 尿酸,mg/dL | 14.4 | 3.7～8.0 |
| 乳酸盐,mmol/L | 15 | 0.6～2.3 |
| 血红蛋白,g/dL | 10.0 | 13.5～17.5 |
| 白细胞计数,$\times 10^9$/L | 420 | 3.5～10.5 |
| 原幼细胞与幼单核细胞,% | 77 | <1 |
| 血小板计数,$\times 10^9$/L | 263 | 150～450 |
| 凝血酶原时间,s | 41.4 | 9.5～13.8 |
| 国际标准化比值 | 3.7 | 0.8～1.2 |
| 部分凝血酶原时间,s | 51 | 28～38 |
| 纤维蛋白原,mg/dL | <60 | 200～375 |

 讨论

　　白细胞增多症定义为总白细胞计数大于 $100\times 10^9$/L 或原始细胞计数大于 $50\times 10^9$/L。伴有高粘滞症或组织灌注受损的白细胞增多被称为白细胞淤滞,这是一种白细胞淤滞的肿瘤急症,最常发生于与 AML 或慢性粒细胞白血病(CML)相关的急变期。

　　约 5%～18% AML 患者出现白细胞淤滞的特征,其死亡率高达 30%,特别是在病情较差、凝血功能障碍、呼吸系统受损和多器官功能障碍的老年患者中[1]。除表达血管内皮黏附分子外,白血病母细胞具有高代谢活性并产生各种细胞因子[2]。它们比成熟的白细胞更不易变形,并在各种器官的毛细血管床中形成栓塞[2]。这些过程引起白细胞淤滞的临床表现,例如视力障碍、意识改变、颅内出血、非感染性肺水肿引起的呼吸衰竭和急性肾损伤[1]。尽管颅脑影像学检查排除了颅内出血,前述患者出现了大多数典型临床表现。

　　在 AML 或 CML 患者中,白细胞计数大于 $100\times 10^9$/L 会使患者白细胞增多的风险增加,但在患有急性或慢性淋巴细胞白血病的患者中,白细胞计

数高达 $400 \times 10^9/L$ 可能并不会导致白细胞淤滞。这种差异归因于白细胞体积的不同。与骨髓前体相比,内皮细胞黏附减少,淋巴母细胞的变形性更高[1]。

白细胞淤滞的实验室检查结果常常产生误差,因此必须非常谨慎地解释它们。白血病母细胞的碎片可以被自动计数器错误标记为血小板,从而导致高估血小板计数[3]。白细胞淤滞时的钾水平也可能被高估,这可能是由运输过程中胚细胞的体外裂解或细胞内钾的释放所致[4]。血液样本应相对不受干扰地运送到实验室并立即分析或在护理点进行测试。由于高度代谢的白血病母细胞的氧消耗,$PaO_2$ 可能出现虚低,而指脉氧测定法可以更准确地评估细胞减少患者的血氧含量[5]。与上述患者一样,DIC 和自发性 TLS 可能与白细胞淤滞共存,因此应进行适当的实验室检查以确认这些诊断。

如上所述,白细胞淤滞是一种肿瘤急症,应该迅速进行治疗。采取积极的血管内水化,并且必须早期请血液学家会诊,可以快速启动白细胞分离术使白细胞迅速减少,但白细胞去除术不能解决骨髓的早期病理改变。因此诱导化疗应该尽快进行。每天用 20～30 mg/kg 甚至更大剂量羟基脲以减少白细胞,但是此种药品最少要 1～2 天才发挥疗效。别嘌呤醇通常于化疗前使用以预防 TLS 的发生。在急性期应该避免输注红细胞,防止加重血液黏滞度。考虑到 DIC 风险对于急性早幼粒细胞白血症(法国-美国-英国协作组定义为急性髓系白血病 M3 型)的患者应该避免实行白细胞去除术。

这是一例高龄、肥胖、呼吸困难、外周血白细胞计数异常升高,并迅速出现昏迷、循环呼吸衰竭,虽经积极治疗未能逆转。诊断提示急性髓性白血病伴白细胞淤滞症,合并 DIC 与 TLS。对于急性髓系白血病、急慢性粒细胞白血病病程演变与治疗过程中,需要关注白细胞淤滞、DIC 导致的微循环障碍,关注肿瘤细胞溶解导致的 TLS 的临床征象。需要关注的是,血标本采集、转运不当,都可能导致结果的误判。通过这例肿瘤急症的学习,提示患者,尤其高龄患者出现不明原因的循环障碍、凝血异常或多系统功能障碍时应警惕隐匿的肿瘤存在,需要关注并及时诊断。临床中,遇到迅速出现并急性进展为多脏器功能衰竭者,需要对系统性疾病,尤其是血液系统疾病引起足够警惕。

**参考文献**

［1］Wieduwilt MJ，Damon LE. Critical care of patients with hematologic malignancies. // Irwin RS，Rippe JM. Irwin and Rippe's intensive care medicine. 7th ed. Philadelphia：Wolters Kluwer Health/Lippincott Williams & Wilkins，2012：1284 - 1296.

［2］Stucki A，Rivier AS，Gikic M，et al. Endothelial cell activation by myeloblasts：molecular mechanisms of leukostasis and leukemic cell dissemination. Blood，2001，197 (7)：2121 - 2129.

［3］Hammerstrom J. Spurious platelet counts in acute leukaemia with DIC due to cell fragmentation. Clin Lab Haematol，1992，14(3)：239 - 243.

［4］Garwicz D，Karlman M. Early recognition of reverse pseudohyperkalemia in heparin plasma samples during leukemic hyperleukocytosis can prevent iatrogenic hypokalemia. Clin Biochem，2012，45(18)：1700 - 1702.

［5］Gorski TE，Ajemian M，Hussain E，Talhouk A，et al. Correlation of pseudohypoxemia and leukocytosis in chronic lymphocytic leukemia. South Med J，1999，92(8)：817 - 819.

# 病例 17

## 可乐定戒断导致的反向心尖球囊综合征

PRAMOD K. GURU, MBBS, DEREDDI RAJA S. REDDY, MD, AND NANDAN S. ANAVEKAR, MB, BCH

### 病例介绍

患者白人女性,59 岁,因出现呼吸急促和亚急性非放射性胸痛就诊。既往否认冠状动脉疾病或高血压病史,既往有肺血栓栓塞、慢性阻塞性肺疾病、甲状腺功能减退症和慢性腰痛病史。因慢性疼痛,14 年来长期使用含有芬太尼、氢吗啡酮、丁哌卡因和可乐定混合物的鞘内注射泵治疗。

在患者入院前一天,可乐定已停药,原因不明。当患者到达医院时,血压 190/100 mmHg,其他临床检查结果阴性。初始心电图显示下壁和前侧壁导联的 ST 段压低和 T 波倒置。肌钙蛋白 I 的初始水平和 N-末端 B 型利尿钠肽前体(NT-proBNP)的片段明显升高。其他实验室检查,包括血红蛋白、电解质、肝肾功能检查结果正常。结合患者吸烟史和既往静脉血栓栓塞,初步诊断考虑为急性冠状动脉综合征和复发性肺栓塞。急诊超声心动图显示明显的局部室壁运动异常——心室基底部及中部扩张和运动减弱,而顶部过度收缩。总的来说,左心室射血分数约为 25%。患者入住冠心病监护室并接受 CTA 检查,结果示无肺栓塞、主动脉解剖正常、轻度冠状动脉疾病、双心室功能障碍伴基底和中段节段性运动消失和心尖运动过度(图17.1)。然后,患者接受冠状动脉造影,显示左冠优势型,没有明显的冠状动脉疾病。

基于超声心动图、胸部 CT 及冠状动脉造影的结果,诊断为可乐定戒断导致的反向心尖球囊综合征。由于除可乐定断药外并无其他因素,推断可乐定戒断可能为急进性高血压和心功能不全的主要原因。

造影后,重新口服可乐定及 β 受体阻滞剂,患者血压显著改善,并且没再胸痛。住院期间逐渐减少可乐定给药剂量至停药。出院后继续服用 β 受体阻滞剂及血管紧张素转换酶抑制剂。6周随访,超声心动图未发现区域室壁运动异常,左心室功能正常,射血分数64%。

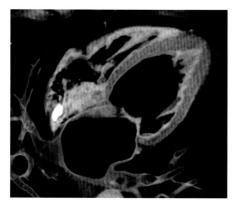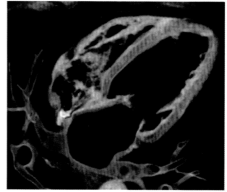

图17.1 心脏CT示心尖收缩保留,基底部收缩消失。左侧:收缩;右侧:舒张

 ## 讨论

 心尖球囊综合征,也被称作应激性心肌病或章鱼篓心肌病,这是一种症状酷似急性冠状动脉综合征的可逆性病症[1]。章鱼篓心肌病在20世纪90年代初于日本被首次记录。"章鱼篓"意为日本渔民捕捉章鱼的篓子,如此命名是因为该病症典型的基底段运动过度,心尖节段膨胀无运动,与章鱼篓子酷似。绝大多数早期病例发生在绝经期妇女身上,患者通常有急性应激。该病独特的病理生理特征为暂时性的左心室心尖收缩障碍,且没有任何结构性冠状动脉异常。过去的几年里,与典型章鱼篓心肌病不同的变种病例被报道,其中区域性室壁运动异常的情况已与此疾病最初的描述症状产生差异[2]。反向心尖球囊综合征是一种罕见变异,其症状为心尖段的收缩保留,但中央段和基底段存在功能障碍。重症医疗领域对典型和变异型章鱼篓心肌病的关注认识日渐提高。

 可乐定戒断导致的反向心尖球囊综合征在医疗文献中尚无记载。但En-nezat等人[2]创造了"倒置章鱼篓"(inverted Takotsubo)这个术语来描述急性脑部疾病患者的综合征。而后,Hurst等人[3]于2006年报告了一系列病例,其中4例患者出现与剧烈运动、严重紧张焦虑及术后相关联的心室中间段球囊病变。该病确切的发病率尚不清楚,但美国每年的应激性心肌病发病报告数量高达34 000例[4-5]。变异型章鱼篓心肌病于文献中被描述为由以下症状组成:中央及基底段无运动或运动障碍,前外侧或后基底段无运动或运动障碍及心室中部及右心室功能障碍[1,3,5]。

变异型和典型章鱼篓心肌病的病理生理学基础尚不清楚。最一致且广为接受的假说是过度的交感神经刺激导致了儿茶酚胺诱导的心脏毒性[5]。其他可能的机制涉及冠状动脉血栓形成,异常血管反应,以及脂肪酸代谢受损。室壁运动异常被认为是由肾上腺素敏感性或神经分布(或两者皆)的地区差异和个体差异导致的[1]。章鱼篓心肌病在组织病理学上的典型表现为弥漫性炎症或心肌水肿。

可乐定是一种主要用来治疗高血压的药物,但它也被用于止痛。它是一种节后 α 激动剂,其效果主要通过减少中枢交感神经驱动来体现。可乐定突然中断可导致交感神经突然活跃及可乐定戒断综合征。常见表现为心动过速和急进性高血压。临床上患者会出现胸痛、气短、低血压或高血压,以及类似急性冠状动脉综合征的心动过速。患者可出现心源性休克或单纯心肌酶升高。系列心肌酶谱检测、尿儿茶酚胺检测、病毒血清学检测、胸部 CT,以及冠状动脉血管造影被建议用于排除危及生命的潜在疾病,例如急性冠状动脉综合征肺部栓塞心肌炎和主动脉夹层形成。

心脏生物标志物通常轻度升高,但与心室功能障碍程度相比通常不成比例地偏低。心电图结果则呈现多种情况:有正常结果,也有 ST 段显著变化(包括升高或降低)伴 T 波异常。最典型的结果为血管造影未显示阻塞性心外膜冠状动脉疾病,但存在严重的区域性室壁异常,与任一单一冠状动脉分布严重不符。典型及变异型心尖球囊综合征的特征包括以下几点:已知的致病因素、微小的心电图变化、心肌酶轻微升高及快速恢复的病情。

反向心尖球囊综合征还曾被记录到与以下病症同时出现,包括嗜铬细胞瘤、5-羟色胺综合征、癫痫持续状态、哮喘状态、胰腺炎、震颤性谵妄、蛛网膜下腔出血、格林-巴利综合征、服用可卡因、脓毒性休克和使用血管升压药[1,3-5]。这些情形皆为重症监护患者的常见临床情况,并且通常预后不良。然而如果其致病因素被消除且患者在急性发病期得到充分的支持治疗,则应激性心肌病是一种可逆的疾病。大多数患者在发病后 6~12 周恢复,心室功能完全恢复正常[3,4]。

综上,对典型及变异型章鱼篓心肌病的特征保持警觉将有助于处理此类临床难题。这些特征包括超声心动图检查结果、关联症状,以及标志物轻微的升高。

### 致谢

之前曾以摘要形式出版,Guru P,Vaidya V,Bierle D,et al. Reverse

apical ballooning syndrome：due to clonidine withdrawal［abstract］. Crit Care Med，2013，41(12 Suppl)：A297 - A298. 经许可使用。

　　近年来应激性心肌病备受关注,应激性心肌病发病率为 0.7% ～ 2.5%,应激状态下交感神经兴奋,释放大量儿茶酚胺,激活心肌肾上腺素受体,导致冠脉痉挛、心肌顿抑,出现类似心绞痛样症状、心脏超声一过性心尖运动减弱或消失、无冠脉病变证据、心电图 ST-S 改变、心肌坏死标志物轻度增高,以上表现均可在数小时或数天内恢复正常,需要临床关注,并与急性冠脉病变、急性心肌炎、肥厚型心肌病等鉴别。值得注意的是,本例患者心脏超声表现与典型应激性心肌病不同,提示左心室心尖收缩障碍、基底部收缩障碍或节段性收缩障碍均可出现,但心肌受损特征与冠状动脉分布严重不符,应结合临床仔细鉴别。并且,除外应激因素,如同上述病例,与交感相关的药物(可乐定、血管活性药物等)、脓毒症、SAH 等均可引起应激性心肌病,应予以重视。

**参考文献**

［1］ Akashi YJ，Goldstein DS，Barbaro G，et al. Takotsubo cardiomyopathy：a new form of acute，reversible heart failure. Circulation，2008，118(25)：2754 - 2762.

［2］ Ennezat PV，Pesenti-Rossi D，Aubert JM，et al. Transient left ventricular basal dysfunction without coronary stenosis in acute cerebral disorders：a novel heart syndrome (inverted Takotsubo). Echocardiography，2005，22(7)：599 - 602.

［3］ Hurst RT，Askew JW，Reuss CS，et al. Transient midventricular ballooning syndrome：a new variant. J Am Coll Cardiol，2006，48(3)：579 - 583.

［4］ Van de Walle SO，Gevaert SA，Gheeraert PJ，et al. Transient stressinduced cardiomyopathy with an "inverted takotsubo" contractile pattern. Mayo Clin Proc，2006，81 (11)：1499 - 1502.

［5］ Deshmukh A，Kumar G，Pant S，et al. Prevalence of Takotsubo cardiomyopathy in the United States. Am Heart J，2012，164(1)：66 - 71. e1.

# 病例 18

## 众所周知的心脏病患者鲜为人知的病情

SUMEDH S. HOSKOTE, MBBS, MUHAMMAD A. RISHI, MBBS, AND NATHAN J. SMISCHNEY, MD

---

### 病例介绍

　　患者女性,48岁,因左侧偏瘫就诊,其患有转移性非小细胞肺癌伴脑膜癌,服用左乙拉西坦控制间歇性部分性发作癫痫,以及患有恶性心包积液。患者两年前曾接受心包穿刺术。脑部核磁共振成像显示大脑右半球急性梗死。于全科病房入院后,患者伴右下肢水肿,经双功超声检查确诊急性腘静脉血栓形成。予以普通肝素输注,肝素给药3日后,患者突然出现心动过速及呼吸困难。生命体征如下:心率150次/分,呼吸32次/分,血压150/100 mmHg,经鼻导管输氧2 L/分,氧饱和度95％。12导联心电图显示窦性心动过速,心率150次/分,电轴右偏。后前位及侧位胸片显示左肺下叶实变,疑似左胸腔包裹性积液,心影增大,肺血管充血。患者随后被转入重症监护室以便进一步治疗。

　　床边超声检查显示心包积液及左侧胸腔积液。超声心动图(TTE)不仅确诊了胸腔及心包积液,还提示了完全性右心房和右心室舒张期萎陷,符合心包填塞特征(图18.1)。心包穿刺后,引流出浆液性心包积液450 mL,患者血流动力学状态逐渐稳定。置一心包引流管后持续引流,以防积液再积蓄。左侧胸腔积液也完成引流。两处积液采样检测结果呈癌细胞阳性。患者状态改善后转回全科病房,并接受姑息治疗。

 ## 讨论

　　血压降低、颈静脉怒张以及心音遥远被称作贝克(Beck)三联征,其与心包填塞相关联。然而在心包填塞病例中,三联征全部显现是非常罕见的,这

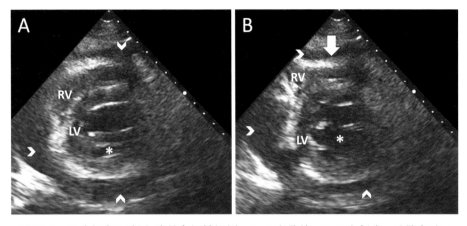

图 18.1 经胸超声心动图,胸骨旁短轴视图。A,心室收缩;B,心室舒张;星号表示二尖瓣口,其在心脏收缩(A)中闭合并在心脏舒张期(B)中打开;箭头指示心脏周围的低回声物质,与心包积液一致。箭头表示在舒张期(B)期间右心室(RV)壁凹陷,这与心脏压塞一致。LV 表示左心室

需要诊断时候保持高度警觉。床边心脏超声检查可以尽早确诊心包填塞的非典型症状,这在重症监护中是很常见的。

当心包内压超过心腔内舒张压时便会发生心包填塞[1]。心包填塞会伴随任意量的心积液,若未及时诊断并尽早治疗,便会发展成心脏骤停。心包填塞通常被认为与低血压相关联,然而只有 26% 的心包填塞患者出现低血压[2]。部分病人可能因潜在的高血压或肾上腺素亢进而出现血压升高[3],即类似本例病人出现的情况。心音遥远对心包填塞的敏感性仅有 28%[2]。更可靠的参数和检测结果包括 12 mmHg 或更高值的奇脉(敏感性 98%,特异性 83%)、心动过速、呼吸急促及颈静脉高压升高(敏感性 76%~82%)[2]。许多病人的心电图检查不会出现心包积液或心包填塞的典型参数,如 QRS 电压低(敏感性 10%,特异性 98%)、PR 段降低(敏感性 28%,特异性 87%)以及心电交替(敏感性 3%,特异性 92%)[4]。

心包填塞是一项很常见的临床诊断,尤其是存在相应的病史和典型的临床特征时。然而有时候会出现非典型的临床及心电图检查结果,这可能会让心包填塞的诊断被拖延。当怀疑病人有心包积液,或者其心包炎的临床症状出现恶化时,应行 TTE 检查。在本例中,床边 TTE 对及时发现患者病情恶化至关重要。重症监护人员应熟练识别与心包填塞相关的超声心动图检测结果,以便在正式 TTE 得以进行前尽早诊断。

最开始,心包内压升高压迫低压心房,尤其是在舒张期。病程发展后,心包内压继续升高,压迫右心室,导致心脏输出欠损[1]。心包填塞的早期超声心动图征象为心房舒张期萎陷,然而这一单独特征并不十分具体[1]。右心房萎

陷对于心包填塞具有高度敏感性和特异性,尤其是当其持续达心脏周期的1/3时[5]。左心房萎陷只出现于25%的心包填塞患者,但其具有高度特异性[5];右心室舒张期萎陷更明显且对心包填塞特异性更高[1]。心脏充盈欠损则通常会导致下腔静脉扩张伴吸气萎陷减少[5]。

> 心包填塞为临床上急危重症,为梗阻性休克的常见病因,其快速诊断有赖于对患者的病史、症状、体征及相关的影像学检查的综合判断,尤其是查体最为关键。本文也提到,典型的贝克(Beck)三联征出现较为罕见,临床医生要对症识别。而床旁超声中特异性较高的表现:左房、右室受压萎陷,诊断价值更高。

**参考文献**

[1] Anon. Pericardial disease//Ryding A. Essential echocardiography. 2nd ed. Edinburgh: Churchill Livingstone/Elsevier, 2013:180 – 191.

[2] Fang JC, O'Gara PT. The history and physical examination: an evidence-based approach // Bonow RO, Mann DL, Zipes DP. Braunwald's heart disease: a textbook of cardiovascular medicine. 9th ed. Philadelphia: Saunders/Elsevier, 2012:107 – 125.

[3] Spodick DH. Acute cardiac tamponade. N Engl J Med, 2003, 14; 349(7):684 – 690.

[4] Eisenberg MJ, de Romeral LM, Heidenreich PA, et al. The diagnosis of pericardial effusion and cardiac tamponade by 12-lead ECG: a technology assessment. Chest, 1996, 110(2):318 – 324.

[5] Hoit BD. Pericardial disease and pericardial tamponade. Crit Care Med, 2007, 35(8 Suppl):S355 – S364.

# 病例 **19**

## 连续肾脏替代疗法中的电解质紊乱

SUMEDH S. HOSKOTE, MBBS, FOUAD T. HEBIB, MD AND NATHAN J. SMISCHNEY, MD

### 病例介绍

患者女性,26 岁,因埃布斯坦综合征接受原位心脏移植,其后因移植相关血管病变发生心源性休克。患者接受抗胸腺细胞球蛋白、大剂量甲泼尼龙、硫唑嘌呤、麦考酚酸吗乙酯及他克莫司,然而心功能未能明显恢复。尽管给予了多种血管活性药物,患者仍出现顽固性低血压。患者随后被送入手术室,接受静脉-动脉体外膜肺氧合,作为进行机械心脏支持或移植手术的过渡。由于心源性休克及术中低血压,发生无尿性急性肾损伤(急性肾损伤网络分期 3 期),肌酐水平峰值达 2.7 mg/dL。患者需接受连续性肾脏替代治疗(CRRT)以调节血液和电解质。患者接受了包括万古霉素、哌拉西林-他唑巴坦、卡泊芬净在内的广谱抗生素,此外为预防肺孢子菌还给予磺胺甲恶唑-甲氧苄啶的治疗。2 日内予完全胃肠外营养。CRRT 情况见表 19.1,验血结果见表 19.2。

化验结果显示:总钙离子钙比 2.8,阴离子间隙偏高,提示枸橼酸积累。枸橼酸盐输注降至 250 mL/h 后,化验结果显示总钙 10.2 mg/dL,离子钙 4.7 mg/dL,说明枸橼酸中毒已解除。

表 19.1　连续性肾脏替代治疗模式

| 成　　　分 | 设定值 |
| --- | --- |
| 总血液滤过率[30 mL/(kg · h)],mL/h | 3 000 |
| 血流速度,mL/min | 200 |
| 枸橼酸盐葡萄糖抗凝溶液,溶液 A(ACD-A),mL/h | 300 |
| 氯化钙,g/d | 22 |
| 磷酸钠,mmol/d | 85 |
| 置换液(50%前置;50%后置) | |
| 　碳酸氢盐,mmol/L | 22 |
| 　钾,mmol/L | 4 |

表 19.2　血液化验结果

| 成　　分 | 数　　值 |
| --- | --- |
| 钠,mmol/L | 137 |
| 氯化物,mmol/L | 103 |
| 钾,mmol/L | 4.5 |
| 碳酸氢盐,mmol/L | 18 |
| 血清尿素氮,mg/dL | 9 |
| 肌酐,mg/dL | <0.4 |
| 钙(总),mg/dL | 11.2 |
| 钙(离子),mg/dL | 4.02 |
| 镁,mg/dL | 1.7 |
| 无机磷,mg/dL | 3.3 |
| 白蛋白,g/dL | 2.6 |
| 总胆红素,mg/dL | 13.8 |
| 直接胆红素,mg/dL | 11.0 |
| 丙氨酸氨基转移酶,U/L | 524 |
| 凝血酶原时间,s | 13.6 |

 讨论

CRRT 正越来越多地用于处理危重患者的急性肾损伤[1]。与间歇性血液透析相比,CRRT 在流体和溶质移除上相对缓和,因此能提供更为稳定的血流动力学。局部枸橼酸盐抗凝目前经改善全球肾脏病预后组织用药评议组推荐,为 CRRT 治疗的首选抗凝剂,对于存在或不存在出血风险(证据水平分别为 2B 及 2C)的患者都适用[1]。尽管 CRRT 一般耐受良好,该方法仍可能造成严重乃至危及生命的电解质紊乱,此类情况需重症监护组紧急介入。枸橼酸盐在 CRRT 中用于局部抗凝。注入管路中枸橼酸盐与钙离子螯合,从而防止凝固级联反应。枸橼酸钙络合物主要经血液滤过器去除,剩余部分经肝、肾、骨骼肌代谢。每单位枸橼酸盐经三羧酸循环能生成 3 单位碳酸氢盐[2]。钙从枸橼酸钙络合物中释放出来,伴随持续性的钙输注,恢复血清钙离子浓度。血清钙离子水平的正常化限制了枸橼酸盐在 CRRT 血液滤过器和管道中的抗凝作用,在这些地方钙离子水平可能低于 2 mg/dL。

CRRT 治疗时,枸橼酸盐代谢减弱的患者,尤其是那些肝功能衰竭的患者可能出现枸橼酸盐中毒。总钙水平上升及钙离子水平下降导致总离子钙比达到 2.5 甚至更高,最终导致枸橼酸盐中毒[3,4]。此类临床情况中,高阴离子间隙代谢性酸中毒通常导致高枸橼酸血症伴血清碳酸氢盐偏低。本病例中的患者接受了肠外营养、卡泊芬净、哌拉西林-他唑巴坦、磺胺甲恶唑-甲氧苄啶，充血性或缺血性肝损伤可能继发于心源性休克，凡此种种都与肝细胞或胆汁淤积的肝损伤有关。本病例中肝功能受损可能导致枸橼酸盐积聚，产生了一系列生化异常。当怀疑出现枸橼酸盐中毒时，应降低枸橼酸盐输注水平，并定期复查化验结果以确定是否解除了枸橼酸盐中毒。电解质的化验结果将用来决定如何调整钙的输注量。降低枸橼酸盐给药量可能使反复性血液滤过器凝血的发生率提高。有两种办法解决这个问题：① 提高血液流速或降低超滤速率以降低滤过分数；② 提高滤器置换流体分数以稀释通过滤过器的血液，从而降低凝血风险。

除枸橼酸盐中毒外，还有其他几种生化异常可能于接受 CRRT 治疗的过程中出现，因此频繁监测血清电解质、总钙离子钙比及酸碱平衡是十分必要的[5]。可能出现的生化异常包括如下几种：

● 低磷酸盐血症、低钾血症、低镁血症，可能发生于 CRRT 过程中相应电解质补充不足的情况下，此时需要肠内或肠外补充。

● 低血钙症，与总钙及钙离子水平降低有关，即使未出现枸橼酸盐中毒，也可能在钙补充不足时发生。

● 高钙血症，与总钙及钙离子水平同时升高有关，可能发生于钙补充过量的情况下。

● 高钠血症，由于使用枸橼酸三钠抗凝造成，置换液中钠浓度未降低便可能发生。

● 代谢性碱中毒，由于使用枸橼酸盐抗凝造成，如果置换液中碳酸氢盐水平未得到充分降低，便可能发生（枸橼酸盐在肝脏内代谢过程中会产生碳酸氢盐）。

CRRT 治疗在临床中得到广泛应用，虽然其安全性较高，但仍有出现致死性并发症的风险，故其并发症的早期诊断和治疗依然非常重要。而枸橼酸局部抗凝是各类指南首推，本例展现了一个经典的枸橼酸中毒病例，临床上应引起足够重视。提示临床医生在临床操作中，对监测频次、监测内容、置换液流速、超滤率及枸橼酸输注剂量等做精细化调整，以便早发现、早处置，获得更好的临床结局。

## 参考文献

[1] Hoste EA，Dhondt A. Clinical review: use of renal replacement therapies in special groups of ICU patients. Crit Care，2012，16(1):201.

[2] Davenport A，Tolwani A. Citrate anticoagulation for continuous renal replacement therapy (CRRT) in patients with acute kidney injury admitted to the intensive care unit. NDT Plus，2009，2(6):439-447.

[3] Schultheiss C，Saugel B，Phillip V，et al. Continuous venovenous hemodialysis with regional citrate anticoagulation in patients with liver failure: a prospective observational study. Crit Care，2012，16(4):R162.

[4] Link A，Klingele M，Speer T，et al. Total-to-ionized calcium ratio predicts mortality in continuous renal replacement therapy with citrate anticoagulation in critically ill patients. Crit Care，2012，16(3):R97.

[5] Fall P，Szerlip HM. Continuous renal replacement therapy: cause and treatment of electrolyte complications. Semin Dial，2010，23(6):581-585.

# 病例 20

## 一例伪装成脓毒性休克的疾病

MUHAMMAD A. RISHI, MBBS, AND NATHAN J. SMISCHNEY, MD

### 病例介绍

患者男性,82岁,因出现了严重头痛,几日内曾有恶心、呕吐及低血压前来就诊。既往病史包括鞍状肺栓塞(正在接受华法林抗凝治疗)、充血性心力衰竭、2型糖尿病、高血压、退行性关节病,以及未明确的单克隆丙种球蛋白病。患者被转入重症监护室。

考虑到脑膜炎的可能性,患者静脉输液进行容量复苏和广谱抗生素(氨苄西林、万古霉素及头孢曲松)治疗。血液、脑脊液培养和胸片结果未发现明显异常。尿培养出现肠球菌。CT未显示急性出血和缺血。病人状况在之后24小时内迅速改善,抗生素减少到只给予万古霉素,转入全科病房。

转入病房后不久,病人出现低血压、精神状况异常、发热及心动过速,立即行液体复苏并转回重症监护室。广谱抗生素(氨苄西林、万古霉素、头孢曲松、左氧氟沙星)与阿昔洛韦同时给药,患者同时接受容量复苏,随后患者血压及尿量得到改善。肾脏超声检查表现正常,不支持肾盂积水。化验结果包括低血清皮质醇、低游离甲状腺素、低促甲状腺激素及高钠血症。结合化验及尿量增加的情况,诊断患者可能为垂体卒中,给予大剂量氢化可的松、醋酸去氨加压素、氟可的松。头部磁共振成像(MRI)显示蝶鞍内T1高信号团块影,与亚急性垂体出血一致(图20.1)。接受激素补充治疗后,患者血流动力学状况显著改善,恢复神志,转回全科病房。

 ## 讨论

脑垂体卒中是一项临床诊断,并且不需要病理证实[1]。在不同的病例情

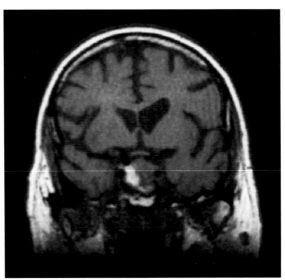

图 20.1　垂体卒中
非对称磁共振显示蝶鞍内 T1 高信号团块影,与亚急性垂体出血一致

况中发病率从 0.6% ~ 10% 不等。垂体卒中成因通常包括出血、出血性梗死、垂体腺瘤的轻度梗死。脑垂体的特殊血管分布和鞍上区小血管的结构异常可能增加垂体卒中的风险。垂体卒中的诊断难以把握,因为该情况较罕见且垂体腺瘤在出现时可能无法确诊[2]。

垂体卒中的首发症状是严重的眼窝后、额部或枕部头痛。头痛是垂体卒中患者最常见且一致的症状。常有严重的恶心和呕吐。海绵窦内容物的侧向压力可能造成复视及其他颅神经麻痹。类似地,鞍上区压力可能导致目盲或视野缺损,该情况出现在病人身上的比例达 70%。垂体机能减退是垂体卒中患者发病的主要原因及致死原因。促肾上腺皮质激素缺乏症常导致艾迪生病,因此需要特别注意。关于垂体卒中患者的研究表明,100% 的患者会出现促肾上腺皮质激素缺乏症,80% 的患者出现促甲状腺激素缺乏症,100% 的患者出现促性腺激素缺乏症[3]。

尽管 CT 可用于诊断垂体腺瘤内的急性出血,但报告显示 CT 的敏感性较低(急性出血为 45% ~ 50%),尤其是在亚急性及慢性病例中。MRI 是大多数垂体卒中病例所选用的检测方式[2]。

垂体卒中的治疗最重要的是给予糖皮质激素,它能实现血流动力学稳定。超生理剂量的糖皮质激素给药不仅用于补充治疗,同时还能减少鞍上水肿。激素补充治疗需要持续几周的时间,其中包括类固醇皮质激素。接受了激素补充治疗及其他支持性治疗的患者多数恢复完好[3]。急诊手术减压治疗仅在患者出现神经症状恶化时应用(如头痛),以及代表鞍上区压力恶化的其他症状(如复视与视野缺损)。对此类患者,尽早行经蝶窦介入手术,通常预后较好。

垂体卒中是一种罕见的临床诊断,通常由垂体腺瘤出血性梗死造成。绝大多数病例里垂体卒中呈自发性,但许多成因是已知的。典型症状包括恶心、呕吐、严重头痛、视野缺损、复视,有时会出现发热,常有低血压。休克可出现于糖皮质激素缺乏的严重病例中。急性病例中CT(使用或不使用造影剂)或MRI可用于检查。所有的该病患者都需要补充糖皮质激素,出现神经症状恶化的患者需要行手术介入治疗。

脑垂体卒中发病率不高,属于罕见急症,故在临床不易引起足够重视。本病是一个临床诊断,并不需要病理证实,影像学检查有鉴别诊断的意义,其中MR意义更大。对于本病的治疗,激素的补充治疗最为关键,其他均为对症治疗,如神经症状恶化则需手术介入治疗。但是通过本病例的学习,更有提示意义的是"发热伴血压降低,不一定只有感染",需要考虑到神经、内分泌系统的疾病。尤其是拟诊为脓毒性休克的病例,应用抗生素后病情迅速改善,同时感染的证据并不充分,应及时调整诊断方向和治疗策略。此种情况很可能并非是感染性疾病,病情缓解亦非得益于抗生素使用得当。

**参考文献**

[1] Cardoso ER,Peterson EW. Pituitary apoplexy:a review. Neurosurgery, 1984, 14(3):363 - 373.

[2] Sibal L,Ball SG,Connolly V,et al. Pituitary apoplexy:a review of clinical presentation, management and outcome in 45 cases. Pituitary, 2004,7(3):157 - 163.

[3] Verrees M,Arafah BM,Selman WR. Pituitary tumor apoplexy:characteristics, treatment,and outcomes. Neurosurg Focus, 2004,16(4):E6.

# 病例 21

## 一例呼吸道感染

KELLY A. CAWCUTT, MD, AND CASSIE C. KENNEDY, MD

## 病例介绍

患者老年男性,74 岁,既往有冠状动脉疾病、充血性心力衰竭伴左心室射血分数 39%、哮喘及糖尿病,由于"发热、疲劳、气短及咳嗽咳痰加重 3 日"前来就诊。就诊前一天,他曾就医于一家紧急救护中心,当时检查显示心肺功能稳定,但患者出现咳嗽及呼吸音增粗。处方为阿奇霉素和沙丁胺醇吸入剂,并告知若症状出现恶化立即就医。那次就诊未进行其他检查。

患者的病情在接下来 24 小时里持续恶化,于第二日就诊。胸部放射片未显示肺部浸润。开始进行细菌学培养,并对患者行鼻咽流感拭子检测。急诊 CURB - 65(意识障碍、尿素氮、呼吸频率、血压、年龄≥65 岁)分数为 3,提示存在严重风险,30 日死亡率 14%。患者被给予经验剂量的奥司他韦并被收住普通病房。当晚,患者因低血压接受静脉输液。

次日早晨,患者呼吸状况持续恶化,呼吸急促加重,需氧量增加。动脉血气测量显示重度酸血症(pH<7.0)伴高碳酸血症与低氧血症。快速反应小组呼叫后就位,患者被紧急转入重症监护室(ICU)并插管。床边超声未显示气胸或深静脉血栓形成;下腔静脉正常大小,变异度存在,射血分数降低,为 25%~30%;右心室小。常规静脉超声及经胸超声心动图也确认了以上结果。胸片显示右肺中上叶及左肺基底段斑片状渗出影,更符合肺部感染,初步诊断为感染性休克。且乳酸水平升高,早期目标导向治疗以血管升压素和广谱抗生素(万古霉素、左氧氟沙星、头孢吡肟、甲硝唑、甲氧苄啶-磺胺甲恶唑)为主,奥司他韦继续使用。支气管镜检查发现支气管树上遍布红斑黏膜,支气管肺泡灌洗液发现少量怀疑为肺泡出血的分泌物。BAL 灌洗液送微生物学检测。

鼻咽拭子及 BAL 灌洗液样本检测显示 A 型流感病毒阳性,无其他病毒和细菌阳性结果。然而患者在 ICU 发生心律失常而死亡。

　　该患者每年都接种流感疫苗,但流感疫苗效力取决于几个因素,包括疫苗与流行病毒的整体匹配度、抗原漂移、受体免疫应答以及年龄因素。年长患者疫苗的效力变弱。值得注意的是,2011～2012 流感季里,整体(校正)疫苗防治效力仅为 47%。由于这一情况,即使接种了疫苗的患者也可能罹患流感[1]。

 ## 讨论

　　流感的临床症状由 3 类 RNA 病毒引起,分为:流感 A、B、C 类病毒。C 类病毒造成的症状较轻且不需要治疗,因此相关的临床讨论很少。A 类和 B 类流感病毒来自季节性流感毒株,流感的预防、诊断及治疗指南主要集中于这两类病毒。平均每年美国有 5%～20% 的人口感染流感,尽管该病存在疫苗且多数病例有自限性,流感的发病率和死亡率仍如此之高。在 2009 年,H1N1 病毒,即 A 型流感的抗原变异亚种大面积流行并使为数众多的患者因急性呼吸窘迫综合征(ARDS)被送入 ICU。在美国,25% 的 H1N1 感染者被送入 ICU,63% 的患者需要机械通气,36% 的患者出现 ARDS,31% 的患者被诊断为脓毒症且死亡率达 7%。2009 年流感大流行导致 ICU 使用率的上升,说明严重流感的治疗措施亟待完善。

　　流感是一种急性、发热呼吸道综合征,并伴随潜在的严重并发症,包括肺炎伴低氧血症、继发性细菌肺炎、ARDS、感染性肺泡出血,以及脓毒性休克伴多脏器衰竭。病情严重的危险因素包括如下几条:年龄小于 2 岁或者大于 65 岁、美洲印第安人或阿拉斯加原住民族、慢性心肺疾病、糖尿病、免疫力低下、怀孕或处于产后 2 周内,以及过度肥胖。

　　在流感季,所有因发热及呼吸道综合征转入 ICU 的患者都应进行流感检测。高龄患者若出现发热但无呼吸道症状也应检测是否患流感。对流感的诊断性测试越早进行越好,理想情况下应于症状出现 5 日内完成。鼻咽拭子或抽吸物常用于成年患者,但对于正行机械通气的患者,应考虑(经气管抽吸和 BAL)采上下呼吸道样本[2]。

　　确认或怀疑患有流感的住院患者应给予抗病毒治疗,最好用奥司他韦、扎那米韦或帕拉米韦,即使症状出现超过 48 小时也应如此做。所有患者都应采用呼吸飞沫预防措施。在 2009 年大流行期间,H1N1 抗奥司他韦毒株病毒被记录,但目前其流行率很低[3]。在 2009 年流行期间,尽管有效性较小,但胃吸收低下(如脓毒性休克伴肠灌注不良或消化道出血)的危重患者会接受扎那米韦静脉注射。当时,静脉注射用扎那米韦仅能作为一种临床试验测试药物,虽然静脉注射帕拉米韦是可行的,但住院患者的疗效数据很有限[4]。

2009 年大流行后,用于流感危重患者的其他治疗措施也积累了许多。对发生 ARDS 的流感患者行体外膜肺氧合被用于应对难治性低氧血症。应避免使用类固醇皮质激素,该药物会促使病毒复制更活跃,导致病情恶化。

其他治疗如单克隆抗体、恢复期血浆治疗[5],以及静脉注射免疫球蛋白现阶段不推荐作为常规手段。

即使症状出现超过 48 小时,怀疑或确认罹患流感的住院病人也应接受抗病毒治疗并且做好飞沫预防措施。

近年来,季节性流感疫情在我国同样高发,并随季节波动,由于甲型流感病毒容易发生变异,可以感染人和多种动物,并使疫苗效力变弱,甲型流感病毒也是我国流感的主要病原体。由于该病较高的发病率及死亡率,特别需要强调早期病原检测、早期识别、早期抗病毒治疗的重要性,及时收治 ICU 加强生命监测与器官支持,帮助于患者度过急性期,有利于降低病死率。老年、幼儿、孕妇及其他免疫功能低下者是导致重症的高危人群,尤其需要关注。本例患者高龄,存在多种基础疾病,感染后病情进展迅猛,提示高危人群感染的严重性。病原学监测方面,肺泡灌洗液取样送检亦比较重要。治疗上,目前我国大陆地区在发病 7 天内均建议采取抗病毒治疗。另外,受传统观念、经济水平等多种因素影响,国内对流感疫苗的接受率较低,流感疫苗接种在未来可能是临床拓展的方向。

**参考文献**

[1] Harper SA, Bradley JS, Englund JA, et al. Seasonal influenza in adults and children: diagnosis, treatment, chemoprophylaxis, and institutional outbreak management: clinical practice guidelines of the Infectious Diseases Society of America. Clin Infect Dis, 2009, 48(8):1003 - 1032.

[2] Uyeki TM. Preventing and controlling influenza with available interventions. N Engl J Med, 2014, 37(9):789 - 791.

[3] Harter G, Zimmermann O, Maier L, et al. Intravenous zanamivir for patients with pneumonitis due to pandemic (HINl) 2009 influenza virus. Clin Infect Dis, 2010, 50(9): 1249 - 1251.

［4］Leider JP，Brunker PA，Ness PM. Convalescent transfusion for pandemic influenza：preparing blood banks for a new plasma product? Transfusion，2010，50(6)：1384－1398.

［5］Ohmit SE，Thompson MG，Petrie JG，et al. Influenza vaccine effectiveness in the 2011－2012 season：protection against each circulating virus and the effect of prior vaccination on estimates. Clin Infect Dis，2014，58(3)：319－327.

# 病例 22

## 感染伴慢性粒细胞白血病

MICHELLE BIEHL, MD, LISBETH Y. GARCIA ARGUELLO, MD, AND TENG MOUA, MD

## 病例介绍

患者男性,31岁,既往有慢性白血病伴母细胞转化病史,接受非亲缘供者造血干细胞移植 8 日后就诊。就诊时该患者全身严重疼痛,出现难治性恶心,右上腹压痛;患者无发热,且血流动力学稳定。查体发现右上腹皮下一豌豆大小结节,无红斑或颜色改变。腹部超声检查显示胆囊床积液,胆囊壁扩张,胆汁淤积。给予预防性抗生素治疗,包括青霉素V、左氧氟沙星、甲硝唑、阿昔洛韦及卡泊芬净。因患者有转氨酶升高病史,未给予伏立康唑。

住院第 3 日,患者出现咳嗽,轻度咯血,胸膜炎性胸痛,右上腹有一膨大、坚实、硬币大小瘀斑伴皮下结节。胸片显示右上叶肺泡浸润且被胸部 CT 证实,同时发现右肺上叶动脉节段性和亚节段性急性肺栓塞,双肺多发结节,纵隔病变,以及由栓塞导致的脾内低密度灶。下肢动静脉超声检查未发现血栓。添加头孢吡肟和万古霉素。皮肤病专家行腹部病灶活检。

患者出现低血压伴呼吸窘迫、发热、精神异常。转入重症监护室,紧急插管并行机械通气。行支气管镜检查,并取右上叶顶段支气管肺泡灌洗液。早期真菌涂片显示真菌组织类似接合菌类,于是静脉注射两性霉素 B 脂质体。第二、第四指肢端发绀且左手背环周紫癜性挫伤,腹部病灶变硬变紫。皮肤活检结果显示侵袭性菌丝体,与接合菌类一致,证实关于广泛播散性毛霉菌病的诊断。

患者情况持续恶化,持续发热,低氧血症,多处皮肤病灶,且中性粒细胞严重减少。住院第 9 日,患者再次接受支气管镜检查,显示血凝块及黏膜坏死造成多处腔梗阻,主要梗阻位于隆突附近的左主支气管近侧端。尽管尝试了积极治疗措施,患者病情仍发展至脓毒性休克伴严重呼吸窘迫综合征。医疗团队与患者家属沟通后,患者的治疗措施更换为关怀性治疗,并于入院 15 日后死亡。尸检结果显示广泛播散性接合菌病伴脑、肺、脾、胆囊、肾以及皮肤多处出血性梗死。

 ## 讨论

毛霉菌病是一种发病率与致死率都很高的严重真菌感染,尤其是对于免疫功能受损的患者而言[1]。其位于侵袭性曲霉病与念珠菌病之后,是第三常见的真菌感染[2]。造血干细胞移植(HSCT)后患者发生毛霉菌病的概率为0.1%～2.0%,接受异基因 HLA 无关供体移植造成感染的风险要高于自体移植[3]。接受 HSCT 后发生毛霉菌病的首要风险因素包括严重移植物抗宿主疾病、使用大剂量类固醇皮质激素、既往存在巨细胞病毒或呼吸道病毒性疾病、高龄、糖尿病、营养不良,以及预防性或治疗性使用伏立康唑[1,4]。

接合菌的主要传播途径是空气传播,但饮食及皮肤接触传播也是可能发生的。血管浸润是毛霉菌病的一个主要特征,其后果为组织梗死[4]。具体症状因感染器官而异。播散性疾病可能发源自任何一个部位:鼻-眼眶-脑、肺、消化道、皮肤、肾脏或者中枢神经系统[4]。

诊断毛霉菌病需要高度警觉。组织病理学活检确认真菌侵袭是最佳的诊断工具(图 22.1)。其应该表现为大面积、条肋状、分支呈 90°的无隔菌丝。组织通常被坏死碎片包围。曲霉属组织常具有相似外观,但其有隔菌丝更细且分支呈 45°。接合菌组织很少从血液、脑脊液、痰液、尿液、粪便或感染部位拭子的培养物中分离出来[4]。尽管培养无菌不能排除感染(因为其组织可能在处理过程中被杀灭),单个的阳性菌种培养是不能成为诊断的充分证据的,因为真菌的广泛分布,它可以定植在健康患者身上被认为是污染[4]。尽管其成长迅速,但接合菌组织在培养环境下可能并不能存活,因此聚合酶链反应检测是一种替代方案[2];然而此类检测工具在被广泛应用前依然需要更多研究支持。

当怀疑发生毛霉菌病时,应立即给予患者治疗,包括对感染和坏死部位行积极清创术并给予抗真菌治疗。两性霉素 B 脂质体是一线首选药物。然而对播散性毛霉菌病患者,尽管实施了积极性治疗,仍然预后不良。HSCT接受者患毛霉菌病后的中位生存期小于 2 个月,死亡率为 75%[1]。在 929 例毛霉菌病的报告病例中,播散性病例患者的死亡率为 100%[5]。

播散性毛霉菌病是一种破坏性极强的真菌感染,具有显著的发病率及死亡率。在免疫低下的患者及存在风险因素的患者身上将其及时识别是重中之重。因为诊断取决于真菌部分在感染器官中的组织病理学检测,因此活检

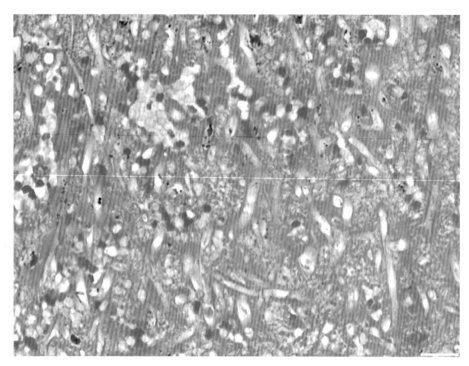

图 22.1　毛霉菌病。肺部组织病理学显示梗死灶及血管内真菌组织

至关重要。对侵袭性病例,需要及时行感染部位清创术及使用抗真菌治疗。尽管做了很多努力,其发病率和死亡率仍然很高。

随着我国造血干细胞移植,以及肝脏、肾脏等实体器官移植等技术不断成熟发展,越来越多的患者面临需要长期免疫抑制剂治疗,真菌感染风险随之增加,值得临床关注。毛霉菌病临床并非罕见,即使培养阴性也不能排除诊断,需依赖组织病理学活检确定诊断。血管浸润是毛霉菌病的特征,常常可导致组织梗死或坏死,并可引起感染播散,累及多个器官及系统,死亡率极高。及时清除感染灶及坏死部位、给予两性霉素 B 脂质体均为治疗手段,但依然疗效有限。本例患者出现腹部皮下结节、双肺多发结节提示了真菌等播散。该病例提醒我们,组织分泌液阳性率低,组织活检、聚合酶链反应可提高诊断阳性率。

## 参考文献

[1] Lanternier F, Sun HY, Ribaud P, et al. Mucormycosis in organ and stem cell transplant recipients. Clin Infect Dis, 2012, 54(11):1629 - 1636.

[2] Hammond SP, Bialek R, Milner DA, et al. Molecular methods to improve diagnosis and identification of mucormycosis. J Clin Microbiol, 2011, 49(6):2151 - 2153.

[3] Park BJ, Pappas PG, Wannemuehler KA, et al. Invasive non-Aspergillus mold infections in transplant recipients, United States, 2001 - 2006. Emerg Infect Dis, 2011, 17(10):1855 - 1864.

[4] Spellberg B, Edwards J, Jr, Ibrahim A. Novel perspectives on mucormycosis: pathophysiology, presentation, and management. Clin Microbiol Rev, 2005,18(3):556 - 569.

[5] Roden MM, Zaoutis TE, Buchanan WL, et al. Epidemiology and outcome of zygomycosis: a review of 929 reported cases. Clin Infect Dis, 2005,41(5):634 - 653.

# 病例 23

## 尖端扭转型室性心动过速

ANDREA B. JOHNSON, APRN, CNP, AND THOMAS B. COMFERE, MD

---

### 病例介绍

　　患者男性,66 岁,曾于 16 日前接受自体干细胞移植,他因中性粒细胞减少性发热、恶心,以及疑似围术期综合征而入院治疗,既往病史有套细胞淋巴瘤。给予抗生素、止吐药和皮质类固醇后,患者恢复良好。在预计出院日,患者出现轻微头晕,轻度呼吸困难,12 导联心电图显示窦性心律正常,校正的 QT 间期(QTc)为 526 ms。转入重症监护室行进一步治疗。转入后不久,患者出现不规则节律伴二联律,并有非持续性室性心动过速,最终发展为无血流动力学损伤的尖端扭转型心动过速。

　　化验检测显示钾水平为 3.5 mol/L,镁水平为 1.8 mg/dL。立即进行干预治疗,包括(于化验出结果前)静脉注射(IV)4 mg 镁,尖端扭转型心律失常暂时缓解。然而不规则基线心律很快再次出现,患者急需进一步补充电解质镁和钾。

　　静脉注射 β 受体阻滞剂美托洛尔 2.5 mg,随后心律失常恶化。静脉注射格隆溴铵 0.4 mg,因其能提高患者心率,缩短 QTc,抵消 β 受体阻滞剂的负性变时作用,实现对心律失常的抑制。患者状况迅速改善,恢复正常窦性心律。接下来的 24 小时里,间歇性给予格隆溴铵共 2 mg,并持续补充电解质。潜在可能导致恶化的药物如普鲁氯嗪,皆已停药,持续严格控制电解质。患者最终平安出院,并且未出现进一步的心脏异常。

　　进一步询问该患者心血管相关病史,了解到其家族成员中曾有一名侄女发生心源性猝死。该发现提示门诊检查时患者 QTc 延长可能存在的先天性因素。基因检测显示患者存在遗传导致的 2 型长 QT 综合征(LQTS)。治疗选择包括最大剂量 β 受体阻滞剂、植入式心脏复律除颤器(ICD)。患者目前正以预防性措施应对该病症,包括每日补钾以及避免诱发 QTc 延长的药物。

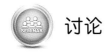 讨论

　　LQTS 是一种会使患者更易发生心源性猝死的心肌性心脏病。尖端扭转型室性心动过速是一种多形性室性心动过速,该型心动过速是最常与 LQTS 合并发生的心律失常。据估计每年约有 3 000～4 000 例儿童心源性猝死是由该病造成的[1]。LQTS 可分为先天性 LQTS 及获得性 LQTS 两类,尖端扭转型室性心动过速在两类病症中的发病情况可能有所不同,因此药物治疗的选择也有差异[2]。

　　这种复杂的生理过程可被简单概括总结为:

　　● 先天性 LQTS 通常发生在肾上腺素能兴奋后,因此 β 受体阻滞剂通常效果较好,是常用的治疗药物[2-3]。

　　● 获得性 LQTS 可发生于复极延迟和心动过缓时(常因药物导致),此类情况下复极相延长,从而 QT 间期延长。除了及时停止使用导致情况恶化的药物外,主要的治疗措施包括静脉注射镁以及提高心率的治疗措施,例如异丙肾上腺素、阿托品,以及格隆溴铵[3-4]。

　　● 对于先天性和获得性 LQTS,必要的非药物治疗包括心脏起搏,可用于短期应急治疗以及长期治疗。尤其对于获得性 LQTS,当导致恶化的药物被停用,且镁、钾水平被控制时,起搏将发挥很好的作用。对于先天性 LQTS 的患者,正如本例中患者出现的情况,对 β 受体阻滞剂存在既往不良反应时,长期起搏可以使他受益[5]。

　　获得性 LQTS 患者可能有未知的先天致病原因,因此在窦性心律恢复正常后应进一步研究可能导致 LQTS 的先天因素[1]。对于先天性或获得性 LQJ 患者,应避免使用所有延长 QJ 的药物,并且应始终保持最佳电解质水平。

　　尖端扭转型室性心动过速是一种多形性室性心动过速,是导致心源性猝死的原因之一,也是最常与 LQTS 合并发生的心律失常。通过该病例的分析,进一步了解 LQTS 的分类,不同类型 LQTS 的发病情况不同,药物选择也有差异。获得性 LQTS 患者可能存在未知的先天致病原因,因此在正常窦性心律恢复后应行进一步调查以明确其

先天因素。对于先天性和获得性 LQTS 患者，应避免使用任何会导致 QT 延长的药物，并且时刻保持电解质最适状态。镁、钾水平的调整，药物的正确选择，长期起搏植入有利于控制心律失常。另外，对家族史有猝死病例者，应格外关注。

## 参考文献

[1] Khan IA. Clinical and therapeutic aspects of congenital and acquired long QT syndrome. Am J Med，2002，112(1):58 - 66.

[2] Chiang CE. Congenital and acquired long QT syndrome: current concepts and management. Cardiol Rev, 2004，12 (4):222 - 234.

[3] Tan HL，Wilde AA，Peters RJ. Suppression of torsades de pointes by atropine. Heart，1998，79(1):99 - 100.

[4] Wehrens XH，Vos MA，Doevendans PA，et al. Novel insights in the congenital long QT syndrome. Ann Intern Med，2002，137(12):981 - 992.

[5] Zipes DP，Camm AJ，Borggrefe M，et al. ACC/AHA/ESC 2006 Guidelines for Management of Patients With Ventricular Arrhythmias and the Prevention of Sudden Cardiac Death:a report of the American College of Cardiology/American Heart Association Task Force and the European Society of Cardiology Committee for Practice Guidelines (writing committee to develop Guidelines for Management of Patients With Ventricular Arrhythmias and the Prevention of Sudden Cardiac Death): developed in collaboration with the European Heart Rhythm Association and the Heart Rhythm Society. Circulation，2006，114(10):e385 - e484.

# 病例 24

## 眼不识，肾可知

SARAH J. LEE, MD, MPH, AND FLORANNE C. ERNSTE, MD

SARAH J. LEE, MD, MPH, AND FLORANNE C. ERNSTE, MD

## 病例介绍

患者女性，16岁，无明显病史及家族病史，因急性肾衰竭、呼吸窘迫以及视力改变前来就诊。几周前，她曾出现右侧腹痛，持续5日，未出现排尿困难、血尿、腹泻、月经过多、恶心或呕吐。于当地急诊行腹部超声检查未发现异常，未怀孕。她被诊断为便秘，后腹痛消失。后患者出现乏力、疲劳、干咳、咽喉痛、吞咽痛，以及右眼发红伴无痛性视线模糊。她的初诊医师诊断其为病毒性上呼吸道感染。然而视线模糊在第二天扩散至双眼。在急诊患者出现发汗、心动过速（150次/分）以及高血压（血压高达 200/130 mmHg）。查体无明显异常。值得注意的相关化验结果列在表 24.1 中。

表 24.1　化验结果

| 成　　分 | 结　　果 |
| --- | --- |
| 血红蛋白，g/dL | 9.0 |
| 白细胞计数，×10⁹/L | 13.7 |
| 中性粒细胞，% | 87 |
| 血小板计数 | 位于参考值范围内 |
| 红细胞沉降率，mm/h | 114 |
| 网织红细胞计数，% | 4.38 |
| 结合珠蛋白，mg/dL | 211 |
| 血清抗链球菌溶血素 O 效价 | 阴性 |
| 肌酐，mg/dL | 5.0 |
| 血清尿素氮，mg/dL | 38 |
| 电解质 | |
| 　碳酸氢盐，mmol/L | 18 |
| 　其他电解质 | 位于参考值范围内 |
| 乳酸 | 位于参考值范围内 |

| 成　　分 | 结　　果 |
|---|---|
| 凝血检测 | |
| 　　国际标准化值 | 1.3 |
| 　　活化部分凝血活酶时间,s | 26.7 |
| 　　纤维蛋白原,mg/dL | 550 |
| 外周血涂片 | 无裂细胞 |
| 尿液分析 | |
| 　　细菌 | 阴性 |
| 　　红细胞 | 10~20 |
| 　　铸型 | 无 |

患者出现心动过缓及低氧血症,需紧急插管。胸片显示两侧胸部弥漫性不透明影。患者予以置透析导管,转入四级医疗中心进一步治疗。转入后,经胸超声心动图显示如下结果:左心室射血分数 30%,左心室运动功能减退,少量心包积液,轻度二尖瓣反流,中度肺动脉瓣反流,轻至中度三尖瓣反流,右心室收缩压估算值为 56 mmHg。

计算机断层扫描(CT)血管造影显示腹主动脉阻塞,范围包括自肠系膜上动脉至主动脉分叉,以及前腹部为下肢供血的旁支网络,阻塞还发生在双侧肾动脉,右肾梗死。双肺下叶实变。

为了对肺肾综合征例如抗中性粒细胞胞浆抗体(ANCA)相关性血管炎,以及肺出血肾炎综合征相关性系统性血管炎进行鉴别诊断,进行了自身免疫血清学检查及 CT 引导下经皮肾活检。肾病理学检查结果显示血栓性微血管病变伴间质严重纤维化及肾小管萎缩。依据活检结果,诊断为系统性红斑狼疮(SLE)相关的原发性灾难性抗磷脂综合征(CAPS);阳性抗核抗体滴度为 1:120;双联 DNA 阳性(71.8 IU/mL);$\beta_2$ 糖蛋白 1 抗体水平升高(IgG 21.9 U/mL,IgM 10.3 U/mL,IgA 15.6U/mL;参考值<10 U/mL);抗磷脂抗体(心磷脂)水平升高(IgG 49.9 PU/mL, IgM 37.2 PU/mL)。

行肝素抗凝治疗用于治疗 CAPS 和 SLE 引起的栓塞。给予甲泼尼龙 1 mg/kg 3 d 以及 7 d 疗程的血浆置换伴利妥昔单抗。因急性肾损伤,未给予环磷酰胺。泼尼松于几个月内逐渐停药,并给予麦考酚酸吗乙酯、羟基氯喹及甲氧苄啶-磺胺甲噁唑以预防。

在给予首剂皮质类固醇及血浆置换后,患者予以拔管并换成鼻导管。高血压得到控制后,视线模糊也很快恢复。随后行超声心动图显示射血分数从 30% 提高至 49%。自身免疫性心肌炎被认为是导致收缩功能轻度受损的原因。

溶栓及外科手术治疗可能使血栓子脱落沉淀至单侧灌注肾,因此继续行肝素治疗更为安全。此疗法过渡至华法林,以国际标准化比值 2.5~3.0 为目标,以便实现终生抗凝。患者初次就诊 6 个月后,接受主动脉-股动脉旁路移植术,右下肢血栓切除术,建立靶动脉从而使潜在的同种异体移植物能够附着。手术可能会引发 CAPS,因此患者于手术前 4 日住院接受肝素治疗,并停用华法林。因存在自身抗体,监测抗凝血因子 Xa 水平而非活化部分凝血活酶时间,以便确保充分抗凝。滴定测定肝素以便使抗凝因子 Xa 水平保持在 $0.35 \sim 0.7$ IU/mL。手术当日早晨停止抗凝,术后继续抗凝。患者术后继续接受华法林治疗,未出现并发症。出院后免疫抑制方案延续围术期方案,无需进一步调整。

初次就诊 11 个月后患者需血液透析。其后接受已故供体肾移植。移植后 1 月余,患者重归高中生活。

 ## 讨论

CAPS 是一种罕见($<1\%$的患者会出现)、严重的抗磷脂综合征。多达 $50\%$狼疮患者有抗磷脂抗体。导致 CAPS 的常见因素有感染、肿瘤形成、口服避孕药、外伤、手术以及产科并发症。CAPS 的治疗难度源自迅速发展的血管栓塞,它出现在 3 个甚至更多的系统中,导致严重的多器官功能衰竭[1]。

血栓性微血管病变的特征为肾小球或小动脉(或两者)中的纤维素血栓,常见于肾内血管损伤的抗磷脂抗体阳性患者,尽管总体上罕见,但无论是否患有狼疮,该病都可能发生[2]。建议对存在此类病症的患者行抗磷脂抗体检测。应排除其他相关病症(弥散性血管内凝血、血栓性血小板减少性紫癜-溶血性尿毒症综合征、HELLP 综合征、ANCA 相关性血管炎)[3]。对于抗磷脂综合征和动脉血栓形成的患者,建议在诊断时进行超声心动图检查[3]。SLE 和抗磷脂综合征患者 VAL-外阴病变的患病率可能更高($14\% \sim 86\%$),二尖瓣反流是最常见的异常。如果瓣膜异常,建议进行连续监测,因为将来可能需要手术。一项研究发现,瓣膜病患者持续出现问题的可能性为 $93\%$,进展可能恶化,而正常瓣膜患者无瓣膜病的可能性为 $92\%$[4]。

本例患者既往无相关自身免疫系统疾病及家族史,以急性肾衰为首发症状,迅速累及多个器官,抗磷脂抗体阳性,病理证实为系统性红斑狼疮(SLE)相关的原发性灾难性抗磷脂综合征(CAPS)。治疗以肝素抗凝为主,联合糖皮质激素、血浆置换、丙种球蛋白、环磷酰胺、器官支持等,该例由于诊断正确、措施及时,治疗成功。

抗磷脂综合征(APS)以反复出现血管内血栓、习惯性流产、血小板减少为主要临床表现,并伴有抗磷脂抗体持续阳性的自身免疫性疾病。女性多见,约占70%。CAPS是APS最严重的类型,特点为多发小血管血栓形成,迅速进展为多器官功能不全,同时坏死组织释放炎症因子导致全身炎症反应综合征,病死率高达44.8%。对于抗磷脂抗体综合征及动脉血栓患者,诊断时建议行超声心动图检查。SLE及抗磷脂抗体综合征患者瓣膜病患病率可能较高(14%~86%),二尖瓣反流为最常见症状。如瓣膜异常,考虑到未来可能手术治疗,应行连续监测。一项研究发现存在瓣膜病的患者有93%的可能性发生后续问题,并可能出现恶化,而瓣膜正常的患者有92%的可能性免于瓣膜病。

## 参考文献

[1] Cervera R. Update on the diagnosis, treatment, and prognosis of the catastrophic antiphospholipid syndrome. Curr Rheumatol Rep, 2010, 12(1):70-76.

[2] Tektonidou MG, Sotsiou F, Nakopoulou L, et al. Antiphospholipid syndrome nephropathy in patients with systemic lupus erythematosus and antiphospholipid antibodies: prevalence, clinical associations, and long-term outcome. Arthritis Rheum, 2004, 50(8):2569-2579.

[3] Cervera R, Tektonidou MG, Espinosa G, et al. Task Force on Catastrophic Antiphospholipid Syndrome (APS) and non-criteria APS manifestations (I): catastrophic APS, APS nephropathy and heart valve lesions. Lupus, 2011, 20(2):165-173.

[4] Perez-Villa F, Font J, Azqueta M, et al. Severe valvular regurgitation and antiphospholipid antibodies in systemic lupus erythematosus: a prospective, longterm, follow-up study. Arthritis Rheum, 2005, 53(3):460-467.

# 病例 25

## 上呼吸道危重症

MAZEN O. AL-QADI, MBBS, AND MARK T. KEEGAN, MD

---

### 病例介绍

患者女性,54 岁,因发热前来就诊,其病史为 T 细胞淋巴瘤,就诊前正接受评估,准备接受异体骨髓移植。胸片显示肺部新发浸润影。支气管镜及支气管肺泡灌洗行微生物学检测。患者有利多卡因过敏史,因此在给予少量咪达唑仑和氯胺酮而无利卡多因局部麻醉的情况下行支气管镜检查。在初次尝试让支气管镜通过声带时,出现吸气喘鸣、声带闭合,同时氧饱和度降至75%。推举下颌,置储气囊面罩及正压通气(PPV),并额外给予镇静剂。这些介入措施再加上气管插管,成功使患者呼吸道恢复通畅,术后成功拔管,未进一步出现其他并发症。

## 讨论

喉痉挛是一种会危及生命的症状,其特征为声门肌痉挛导致上气道发生部分或完全的反射性阻塞。喉痉挛的原因很复杂,下面列出典型的三种喉痉挛[1-2]:

1. 声带内收造成呼气喘鸣。在现代麻醉技术及药物支持下,很少发生该情况。

2. 外展肌张力丧失造成吸气喘鸣。声门下区压力小于大气压,吸气时声带处产生气流压。

3. 真声带、假声带以及声门上冗余组织处喉闭合造成球囊梗阻,与喘鸣相反(喘鸣由喉内肌单独控制),球囊梗阻同时累及喉内肌和喉外肌。

喉内肌收缩是呼吸道的一种保护性反射(吞咽时),由喉上神经的传入纤维刺激发生。其通常受抑制,并会因异常应激而发生,例如"浅"麻醉。约1 000例麻醉患者中有8.7人会出现喉痉挛,在儿童及婴儿中发病率更高[3]。临床上,喉痉挛表现为呼吸动作增加伴吸气或呼气喘鸣,持续时会发展为低氧血症、心动过缓,并有导致心脏骤停的潜在可能。它同样可能引起负压性肺水肿。

喉痉挛的风险因素被分为麻醉相关因素、患者相关因素、手术相关因素三类[4]。在重症监护室及手术室内,麻醉深度不够时,引发喉痉挛的可能原因包括呼吸道相关操作(如喉镜检查、抽吸和拔管)或有害刺激(如静脉置管)。部分特定诱导剂(如戊硫代巴比妥)及特定挥发性麻醉剂(如地氟醚)有更大可能性导致喉痉挛。

喉痉挛更常见于气道过度活跃(哮喘、吸烟,或近期有上呼吸道感染)及胃食管反流的患者。头颈部手术(如扁桃体切除术和腺样体切除术)的患者出现该症状的概率更高。

对存在喉痉挛风险因素的患者应当及时鉴别并行预防措施,以便将此类严重并发症的风险最小化[4]。最关键的要点是不论在麻醉诱导时还是麻醉苏醒时,呼吸道操作前应确保适当的麻醉深度。喉痉挛不会在喉肌被神经肌肉阻断剂麻醉时发生,所以当全麻患者苏醒时,松弛解除,行拔管发生痉挛的风险会更高。因此在患者深度麻醉时拔管能降低喉痉挛的风险,但会提高误吸和呼吸道失控的风险。不应在麻醉2期("兴奋期")时拔管,此时特征为呼吸不规则、屏气、四肢移动及瞳孔散度扩大。在适当的时候应该拔除气管导管,同时用正压使肺膨胀。这可以在拔管后减少内收肌反应,并且造成排出分泌物的强制被动呼气,这两种因素都可以降低发生喉痉挛的概率。其他有助于降低喉痉挛风险的策略包括:① 预先给予利多卡因(局部或静脉注射)、苯二氮䓬类药物,或硫酸镁以降低呼吸道的易感性;② 给予抗胆碱能剂以减少分泌物。

若发生喉痉挛,应迅速治疗[4]。应识别并排除任何有害刺激(如疼痛、呼吸道内的血液和分泌物)。患者下颌应推起,并接受100%氧。此外,应用呼吸装置保持口咽或鼻咽的通畅性。对喉痉挛类型的识别至关重要。吸气或呼气鸣喘时,PPV可有效固定呼吸道。但对球囊梗阻患者行PPV可能导致梨状窝膨胀,抵住杓状会厌襞,加重梗阻。对此类患者,推举下颌通常能有效应对梗阻。

除了推举下颌外,也应以吸入式麻醉剂或静脉注射异丙酚(0.25~1.0 mg/kg)加深麻醉(或镇静)水平。如果喉痉挛仍持续,应给予相对小剂量的琥珀酰胆碱(静脉注射0.1~0.25 mg/kg,如无法行静脉注射,则肌肉注射4 mg/kg)。同时给予阿托品(0.02 mg/kg),这是因为琥珀酰胆碱可能引发严重心动过缓,尤其是在出现低氧血症时。应判断是否需要气管插管。对喉部局部给药利多卡因4%也有助于终止痉挛。有些麻醉师建议在推举下颌时,向"喉痉挛切迹"(位于耳垂后,图25.1)两侧施加一定的压力[5]。在其他措施无效时,可考虑喉上神经阻滞剂。

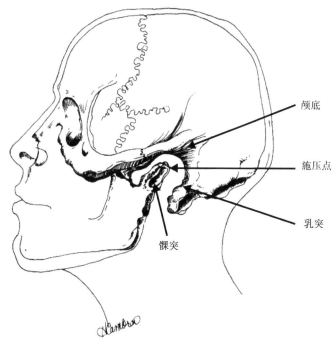

图 25.1　喉痉挛切迹。(引自 Larson[5],已获得许可)

喉痉挛是一种可能危及生命的症状,可通过迅速采用镇静药物、神经肌肉阻滞剂,以及气道措施来控制。存在喉痉挛高风险因素的患者是可以被鉴别出来的,预防措施也可用于将此类并发症的风险最小化。

通过本例上呼吸道危象喉痉挛的学习,了解喉痉挛的发生机制,识别喉痉挛的临床征象,及时鉴别。喉痉挛常发生于麻醉诱导、麻醉苏醒、气管导管拔除、呼吸道操作等情况下,需要高度警惕,采取有效的预防策略。喉痉挛发生迅速并危及生命,一旦发生应迅速采取排除诱因,推举下颌,使用镇静药物、神经肌肉阻滞剂,以及维持气道通畅等措施,以有效控制症状。

**参考文献**

[1] Fink BR. The etiology and treatment of laryngeal spasm. Anesthesiology, 1956, 17(4):569-577.

[2] Salem MR, Crystal GJ, Nimmagadda U. Understanding the mechanics of laryngo-spasm is crucial for proper treatment. Anesthesiology, 2012, 117(2):441-442.

[3] Olsson GL, Hallen B. Laryngospasm during anaesthesia: a computer-aided incidence study in 136,929 patients. Acta Anaesthesiol Scand, 1984, 28(5):567-575.

[4] Alalami AA, Ayoub CM, Baraka AS. Laryngospasm: review of different prevention and treatment modalities. Paediatr Anaesth, 2008, 18(4):281-288.

[5] Larson CP, Jr. Laryngospasm: the best treatment. Anesthesiology, 1998, 89(5):1293-1294.

# 病例 26

## 内分泌急症

W. BRIAN BEAM, MD, AND OGNJEN GAJIC, MD

---

### 病例介绍

　　患者女性,61 岁,因"腹痛、恶心呕吐、解稀便以及食欲不振 5 日余"就诊,其病史包括 2 型糖尿病及情感分裂性精神障碍。患者丈夫说她正在服用草药治疗糖尿病,曾接受过胰岛素治疗。近期患者曾接触过有感冒症状的亲属。

　　急诊就诊后,患者出现心动过速、低血压、低体温(33.5 ℃),对刺激反应差。采血液样本送检(表 26.1)。气管插管以便保护气道,行容量复苏,输注氯化钾,静脉注射抗生素,并开始血液培养。患者随后转入重症监护室(ICU)。ICU 内进行查体:患者已插管,镇静状态,黏膜干燥,颈静脉平坦,毛细血管充盈时间为 3 秒,肠鸣音正常。腹部软,中腹部体表可触及一肿块,为手术疤痕。腹部平片显示中腹部小肠袢中度扩张充气,疑为肠梗阻。依标准化流程[3]治疗糖尿病酮症酸中毒(DKA):持续行晶体溶液复苏,补充钾并常规输注胰岛素。作为基础代谢指标的血糖以及动脉血气每 2 小时监测一次。转入 ICU 后 8 小时,患者血糖水平为 204 mg/dL,输注胰岛素的同时,额外输注 5%葡萄糖溶液。尽管患者 DKA 得到适当治疗且酸中毒已恢复,患者仍需接受液体复苏(入院后总量达 14L)以保持平均动脉压高于 60 mmHg。当液体得到充分补充后,开始输注小剂量去甲肾上腺素。腹部 CT 显示小肠梗阻。剖腹探查术中发现一处粘连相关小肠扭转,切除病灶并行端端吻合术。术后患者在 ICU 并持续输注胰岛素,但未继续输注葡萄糖。之后拔除气管插管,并给予皮下胰岛素治疗。

表 26.1　患者就医时化验结果, DKA 患者就诊时常见检测结果, 典型电解质不足

| 成　　　分 | 就医时该患者数据 | 就医时 DKA 患者平均值 | 就医时电解质数据 |
|---|---|---|---|
| 葡萄糖, mg/dL | 395 | 616(36) | |
| 钠, mmol/L | 140 | 134(1) | 7～10 mEq/kg |
| 钾, mmol/L | 3.3 | 4.5(0.13) | 3～5 mEq/kg |
| 镁, mg/dL | 1.6 | — | 1～2 mEq/kg |
| 磷, mg/dL | 2.7 | — | 5～7 mmol/kg |
| 钙离子, mg/dL | 5.3 | — | 1～2 mEq/kg |
| 血清尿素氮, mg/dL | 21 | 32(3) | — |
| 肌氨酸酐, mg/dL | 0.5 | 1.1(0.1) | — |
| pH | 7.07 | 7.12(0.04) | — |
| 碳酸氢盐, mmol/L | 5 | 9.4(1.4) | — |
| $\beta$-羟基丁酸酯, mmol/L | 7.1 | 9.1(0.85) | — |
| 阴离子间隙, mmol/L | 22 | 17 | — |
| 总渗透压, mOsm/kg | — | 323(2.5) | — |
| C 肽, ng/mL | 0.3 | 0.63(0.09) | — |
| 人生长激素, ng/mL | — | 6.1(1.2) | — |
| 皮质醇, mcg/dL | — | 18(2) | — |
| 胰高血糖素, pg/mL | — | 580(147) | — |
| 儿茶酚胺类, pg/mL | — | 1.78(0.4) | — |
| 白细胞计数, ×$10^9$/L | 15.4 | — | — |
| 血红蛋白 $A_{1c}$, % | 12.7 | — | — |
| 水 | — | — | 6 L |

缩写: DKA, 糖尿病酮症酸中毒。

 讨论

　　该例患者的症状是十分典型的 DKA, 肠梗阻和长期未执行胰岛素治疗方案可能共同导致了该病的发生。DKA 是最常见的糖尿病并发症, 常导致患者接受 ICU 治疗。这种代谢性并发症由标志性的胰岛素缺乏导致, 并伴随反调节激素水平上升。其结果为胰岛素敏感组织摄取葡萄糖的能力下降, 加速糖异生及糖原分解, 进而出现酮酸中毒。高血糖、酮症以及阴离子间隙代谢性酸中毒是其标志性特征。

　　对于糖尿病患者, DKA 是高血糖急症之一, 同时也包括高渗性高血糖状态。这两种急症状态都以严重脱水为特征, 这是因为糖尿导致渗透性利尿,

最终破坏了全身水平衡并造成电解质紊乱（表26.1）。DKA常见于1型糖尿病患者，但也可能出现在2型糖尿病患者身上。最常见的诱因是胰岛素治疗不规范及感染，但也应考虑其他因素，例如心肌梗死、药物（皮质醇类、噻嗪类利尿药、交感神经作用剂以及第二代头孢菌素类药物）、吸食服用可卡因、进食障碍，以及胰岛素泵机械故障[4]。

体格检查结果中，最常见的一致特征是脱水，但也有其他常见结果如库氏呼吸、丙酮味口臭、呕吐、腹痛和腹部压痛。腹痛通常没有内脏性原因，疼痛程度通常与酸中毒的程度相关。症状跟体征通常类似急腹症。对DKA患者行剖腹探查术通常为阴性结果，但急腹症和DKA有时会同时发生，正如本例中的情况。

当患者症状符合、患高糖血症及酮尿症时，可以做出DKA的初步诊断。应记录基础代谢数据、钙、镁、磷酸盐、动脉血气值、β-羟基丁酸酯、血红蛋白A$_{1c}$、血清渗透压，全血细胞计数及白细胞分类计数（表26.1显示了就诊时的主要化验结果）。心电图应记录心律异常，同时应进行尿培养与尿液分析、胸片检查，以便判断是否存在潜在的感染源。如果糖尿病患者表现出严重的高阴离子间隙代谢性酸中毒，且未出现高血糖症，应考虑其他诊断（如乙二醇中毒或肠缺血）。

治疗措施应集中于积极等渗液体容量复苏，补充电解质，胰岛素替代。尤其应注意钾水平，因为全身性钾缺乏十分常见，且补充胰岛素时可能发生低钾血症。低磷酸盐血症如果程度较轻，则通常不用治疗。如果补充磷酸盐，则需要注意监控钙水平，以避免低钙血症。碳酸氢盐补充通常不是必要的，除非动脉pH值低于6.9。应监控连续血糖、血酮，以及基础代谢数据。β-羟基丁酸酯是DKA中主要的酮成分，应及时测定。当葡萄糖水平降至200～250 mg/dL时，应继续行胰岛素输注并额外输注5%葡萄糖溶液。此举之所以必要是因为代谢酮体需要葡萄糖。当患者阴离子间隙及血清酮水平正常后，可停止输注葡萄糖。其后患者可改为接受皮下胰岛素治疗。标准化流程可以用来控制复杂的液体、葡萄糖、胰岛素及电解质输注过程，并避免并发症。此外为了治疗DKA，应找出诱发因素，不仅可以帮助治疗，同时也可以预防将来再次发病[3]。家庭咨询及随访时应考虑同糖尿病专家进行交流[5]。总而言之，DKA是糖尿病患者入住ICU的一个常见原因。患者会出现高血糖症、酮血症及阴离子间隙代谢性酸中毒。成功治愈的关键在于及时诊断、治疗，并找出诱发因素。

糖尿病酮症酸中毒(DKA)是一种可致命的糖尿病并发症,症状发展迅速,应熟知该病的症状,及时监测血糖、血渗透压、血电解质、尿酮体、血气分析、肾脏功能等。该病常见诱因包括不正确使用胰岛素、感染、中风、激素等,应引起重视并及时治疗。既往血糖控制不理想,突发腹痛进行性加重,要考虑到DKA。本例患者以腹痛及消化道症状起病,迅速出现循环衰竭,需要鉴别肠源性感染及急腹症,并且进行了手术治疗,但在术中并未有阳性发现。这一结果对临床借鉴意义较大,应减少此类情况发生,实际临床中此类症状经有效的内科治疗即可好转。

**参考文献**

[1] Kitabchi AE, Nyenwe EA. Hyperglycemic crises in diabetes mellitus: diabetic ketoacidosis and hyperglycemic hyperosmolar state. Endocrinol Metab Clin North Am, 2006, 35(4):725 - 751.

[2] Kitabchi AE, Umpierrez GE, MilesFisher JN. Hyperglycemic crises in adult patients with diabetes. Diabetes Care, 2009, 32(7): 1335 - 1343.

[3] Bull SV, Douglas IS, Foster M, et al. Mandatory protocol for treating adult patients with diabetic ketoacidosis decreases intensive care unit and hospital lengths of stay: results of a non-randomized trial. Crit Care Med, 2007, 35(1):41 - 46.

[4] Kitabchi AE, Umpierrez GE, Murphy MB, et al. Management of hyperglycemic crises in patients with diabetes. Diabetes Care, 2001, 24(1): 131 - 153.

[5] Nyenwe EA. Kitabchi AE. Evidence-based management of hyperglycemic emergencies in diabetes mellitus. Diabetes Res Clin Pract, 2011, 94(3):340 - 351.

# 病例 27

## 急性肾衰竭

MAZEN O. AL-QADI, MBBS, AND AMY W. WILLIAMS, MD

## 病例介绍

一名 84 岁女性患者,因接受地塞米松与利妥昔单抗化疗而前来就诊,既往有进行性慢性淋巴细胞白血病(伴淋巴结肿大)病史。在接受利妥昔单抗治疗几小时后,患者出现严重的呼吸窘迫。查体提示新发心房颤动伴快速心室反应(心率 130 次/分),呼吸频率 30 次/分,血压 100/55 mmHg,氧饱和度 100%(2 L/min),颈部淋巴结肿大,脾肿大。化验结果如下:白细胞计数 $3.4×10^9$/L(自 $28.5×10^9$/L 减少至该值),钠 130 mmol/L,钾 6.5 mmol/L,钙 8.2 mg/dL,磷 7.2 mg/dL,碳酸氢盐 10 mmol/L,尿酸 12.2 mg/dL,肌酐 1.9 mg/dL(自 1.0 mg/dL 升至该值)。胸片显示双侧浸润、右侧胸腔积液。

根据 Cairo-Bishop 实验标准(高钾血症、高磷酸盐血症、高尿酸血症以及低钙血症)及 Cairo-Bishop 临床标准(肾损伤及心律失常)(表 27.1)[1],诊断为肿瘤溶解综合征(TLS)。针对可能出现的医院获得性肺炎,给予 2 L 0.9% 生理盐水、拉布立酶及广谱抗生素。基于患者的情况,血液透析被推迟。尽管使用积极治疗,患者情况仍持续恶化,在患者家属要求终止治疗后,患者去世。

 讨论

TLS 是血液肿瘤患者常见的急症情况。其原因是肿瘤细胞大量死亡(在原发性 TLS 中是由于高嘌呤代谢)导致大量细胞内毒性代谢物被释放出来。该症于接受化疗后数小时至数天(最多 7 天)内发作,其特征为尿酸血症、高钾血症、高磷酸盐血症及低钙血症。如果治疗不及时,代谢紊乱会导致急性肾损伤、代谢性酸中毒、心律失常乃至死亡。

TLS风险最高的情况是患者体内存在大量快速增殖的化疗敏感性肿瘤，如B细胞急性淋巴细胞白血病、急性髓系白血病(白细胞计数 $>75\times10^9/L$)，以及直径大于10 cm的淋巴瘤(尤其是伯基特淋巴瘤)。一些特定的实体肿瘤(如肝细胞癌、前列腺癌、小细胞肺癌)也存在发生TLS的风险。尽管TLS通常发生在化疗后，它也可能自发性发病或发生于放疗后[2]。此外，患者接受类固醇皮质激素以治疗淋巴组织增殖性疾病，接受激素以治疗雌激素受体阳性乳腺癌，或接受生物制剂(如利妥昔单抗)以治疗淋巴瘤与淋巴增生性疾病时，也曾有过出现TLS的报道[3,4]。

血液肿瘤患者发生TLS的风险因素包括脾肿大、乳酸脱氢酶水平升高、慢性肾病，以及肿瘤治疗前高尿酸血症。细胞内物质大量释出导致电解质严重失衡伴急性高钾血症和高磷血症(图27.1)。钙与磷酸盐螯合导致继发性低钙血症。其后，高钾血症和低钙血症可导致严重的并发症，如心律失常、癫痫发作乃至死亡。游离核酸代谢引发高尿酸血症进而导致肾损伤。磷酸钙盐沉淀同样会导致肾小管和肾实质损伤。急性肾损伤使肾功能显著减退，使患者出现显著高钾血症、高磷酸盐血症、高尿酸血症，代谢性酸中毒的风险进一步提高。TLS的诊断基于Cairo-Bishop标准(表27.1)[1]。

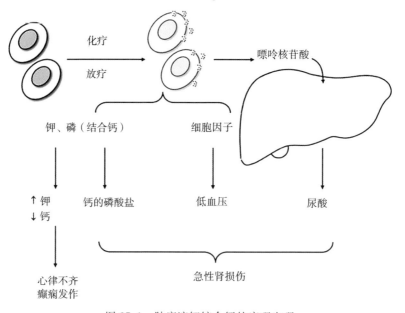

图27.1　肿瘤溶解综合征的病理生理
[摘自 Tiu RV,Mountantonakis SE,Dunbar AJ,Schreiber MJ, Jr. Tumor lysis syndrome.

　　Semin Thromb Hemost，2007，33(4)：397-407. 已取得授权。]

**表 27.1 诊断肿瘤溶解综合征(TLS)[a] 的 Cairo-Bishop 标准**

**化验标准**

　　高尿酸血症(尿酸>8.0 mg/dL 或自基准线起提高≥25%)

　　高磷酸盐血症(磷>4.5 mg/dL 或自基准线起提高≥25%)

　　高钾血症(钾>6.0 mmol/L 或自基准线起提高≥25%)

　　低钙血症(钙<7.0 mg/dL 或钙离子<1.12 mg/dL)

**临床标准**

　　高血钾引起的心律失常或猝死

　　低血钙引起的心律失常、猝死、癫痫发作、低血压或神经肌肉特征(手足搐动、腕足痉挛、低钙束臂征、低钙击面征或喉痉挛)

　　急性肾损伤(血清肌酐提高≥0.3 mg/dL,肌酐相较于基准线>1.5 倍,或尿过少≥6 小时)

---

　　[a] TLS 的诊断需要至少 2 项化验标准于同一 24 小时周期内出现(行放化疗前≤3 日或行放化疗后≤7 日)及至少 1 项临床标准出现。

　　摘自 Cairo 和 Bishop[1]。已取得授权。

　　治疗 TLS 应关注容量扩张以将胞外溶质浓度复原至正常水平。静脉输液可提高尿量,进而排出钾、磷以及尿酸。此外积极补水(使每日尿量达到 2.5~3.0 L)能减缓磷酸钙盐和尿酸盐晶体的形成,缓解管道梗阻。推荐用等渗流体(如生理盐水)补充 TLS 患者的血管内容量。尽管尿碱化能提高尿酸溶解度,但也会促进黄嘌呤结晶,并降低磷酸钙盐的溶解度,因此不推荐用于 TLS 患者[5]。

　　低渗透晶体溶液(如 0.45% 生理盐水和 5% 葡萄糖溶液)可用于保持排尿量。此外,若静脉输液后排尿量依然不理想(<150 mL/h),可使用利尿剂。

　　黄嘌呤氧化酶抑制剂(如别嘌呤醇或非布索坦)可用于预防 TLS 高风险患者发生高尿酸血症,该类药物可以阻止黄嘌呤和次黄嘌呤转化为尿酸,但在 TLS 发生后收效甚微。

　　拉布立酶是一种重组尿酸氧化酶,能够有效参与代谢,使尿酸转化为尿囊素,后者易溶解且容易随尿液排出。拉布立酶对发生 TLS 的患者来说是首选药物。葡萄糖-6-磷酸脱氢酶(G6PD)缺乏症患者可能因过氧化氢(尿酸经拉布立酶催化生成的代谢产物)导致的氧化应激作用发生破坏性溶血性贫血及高铁血红蛋白血症。因此给予拉布立酶前应筛查 G6PD 缺乏症。

　　肾脏替代疗法用于对药物治疗发生难治性代谢异常、急性肾损伤及无尿、心力衰竭且不能耐受积极静脉给药的患者。此外,对出现危重高钾血症(进行性钾释放)、重度高磷血症与高尿酸血症的患者,也应尽早行肾脏替代疗法。间断性血液透析是首选的肾脏替代疗法,与连续性治疗相比,间断性透析对急性或突发性电解质紊乱疗效更好。连续性肾脏替代治疗可用于血流动力学状态受损的患者,在间歇性血液透析治疗结束后使用连续性肾脏替代治疗可避免高钾血症与高磷血症复发。

> 　　肿瘤溶解综合征(TLS)是一种较为常见的肿瘤急症,常伴发于血液系统恶性疾病、快速增殖的实体肿瘤。由恶性细胞短时间内大量破坏、细胞内物质释放所致,特点为"三高一低":高钾、高磷、高尿酸、低钙,可导致肾损伤、心律失常等,危及生命。通过学习该病例加深对TLS的认识。预防为主,及时诊断,积极处理。水化、利尿、纠正电解质,连续性肾脏替代治疗尽早介入,可明显改善预后。必要时行血液透析治疗,若出现循环不稳定可实施连续性血液净化。

**参考文献**

[1] Cairo MS, Bishop M. Tumour lysis syndrome: new therapeutic strategies and classification. Br J Haematol, 2004, 127(1):3 - 11.

[2] Kaplan MA, Kucukoner M, Alpagat G, et al. Tumor lysis syndrome during radiotherapy for prostate cancer with bone and bone marrow metastases without visceral metastasis. Ann Saudi Med, 2012, 32(3):306 - 308.

[3] SparanoJ, Ramirez M, Wiernik PH. Increasing recognition of corticosteroid-induced tumor lysis syndrome in non-Hodgkins lymphoma. Cancer, 1990, 65(5):1072 - 1073.

[4] Francescone SA, Murphy B, Fallon JX, et al. Tumor lysis syndrome occurring after the administration of rituximab for posttransplant lymphoproliferative disorder. Transplant Proc, 2009, 41 (5):1946 - 1948.

[5] Ten Harkel AD; Kist-Van Holthe JE, Van Weel M, et al. Alkalinization and the tumor lysis syndrome. Med Pediatr Oncol, 1998, 31(1):27 - 28.

# 病例 28

## 低氧、弥漫性肺浸润、免疫抑制的血管炎患者

MATTHEW E. NOLAN, MD, AND ULRICH SPECKS, MD

患者女性,75 岁,病史为抗中性粒细胞胞浆自身抗体(ANCA)相关血管炎(AAV),皮肤及肾脏受累且免疫抑制,肺芽生菌病,心房颤动,深静脉血栓形成及肺栓塞且正接受法华林治疗,且存在缓解期乳腺癌。患者因呼吸困难、缺氧和弥漫性肺浸润转入重症监护室。

转入 ICU 18 个月前,患者出现紫癜性皮疹、听力受损、关节痛、寡免疫复合物肾小球肾炎伴蛋白酶 3(PR3)-ANCA 滴度升高,符合 AAV 诊断。患者接受硫唑嘌呤治疗后给予泼尼松与环磷酰胺,同时给药预防肺孢子菌。当时患者未出现累及肺部的血管炎,但因肺芽生菌病感染,接受了治疗。

于就诊前两日,患者出现呼吸困难,无咳嗽、咯血或发烧。患者出现缺氧后转入重症监护室,并予储氧面罩供氧,缺氧缓解。胸片显示双侧弥漫性肺泡浸润,其后行 CT 显示上叶弥漫性不透明磨玻璃影及下叶实变(图 28.1)。超声心动图示左心室射血分数 60%,二尖瓣正常。化验结果见表 28.1。给药广谱抗生素,包括抗真菌类药物。

封闭式面罩供氧 15 L/min(PaO$_2$ 62 mmHg),患者仍出现难治性缺氧,因此患者转入后不久便需插管及机械通气。支气管镜未显示严重出血,但肺泡灌洗呈现越来越多的血性分泌物。诊断评价包括了血液及肺泡灌洗液培养,聚合酶链反应(PCR)检测细菌,包括抗酸细菌、病毒、真菌如肺孢子菌。证据支持弥漫性肺泡出血,且 PCR 初步结果为病毒阴性,每日经静脉注射给予患者甲泼尼龙 1 000 mg,持续 3 日(之后改为每日口服泼尼松 60 mg),并每周静脉注射利妥昔单抗 375 mg/m$^2$,持续 4 周以作为严重 AAV 复发的诱导缓解疗法。患者的抗凝功能被新鲜冷冻血浆逆转。患者于 24 小时内拔管,10 日内呼吸室内自然空气且胸片显示浸润改善。所有感染检测结果皆为阴性。

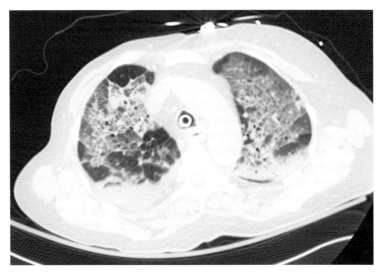

图 28.1　插管后计算机断层扫描。扫描结果显示肺上叶弥漫性不透明磨玻璃影,下叶实变

表 28.1　化验结果

| 成　　　分 | 结　　　果 |
| --- | --- |
| 白细胞计数,$\times 10^9$/L | 8.3 |
| 中性粒细胞,% | 92 |
| 血红蛋白,g/dL | 8.6 |
| 血小板计数 | 位于参考值范围内 |
| INR(法华林给药期间) | 1.7 |
| 红细胞沉降率,mm/h | 56 |
| C—反应蛋白,mg/L | 132 |
| ANCA | |
| 　　胞浆型 ANCA | 阳性 |
| 　　蛋白酶 3 - ANCA | 阳性 |
| 肌酐,mg/dL | |
| 　　基线 | 1.2 |
| 　　峰值 | 1.9 |
| 尿液分析(显微镜下) | 正常 |

缩写:ANCA,抗中性粒细胞胞浆自身抗体;INR,国际标准化比值。

## 讨论

弥漫性肺泡出血(DAH)是一种以缺氧和肺泡浸润为特征的临床综合征,

其症状原因为肺泡-毛细血管界面被破坏,导致血液充盈进入肺泡。贫血和咯血很常见但并非诊断的必要条件;正如本例患者,有三分之一的 DAH 患者就医时未出现咯血症状[1]。必须分辨多器官系统性 DAH 和局灶性肺出血因素,如肿瘤、支气管扩张或感染[2]。胸部平扫显示肺泡型浸润,CT 显示不透明磨玻璃影,且可能显示实变。这些异常部的放射分布常呈弥漫性,也可能呈单个小灶或片状[2-3]。

组织病理学上,DAH 与肺毛细血管炎、"非炎症"肺泡出血或弥漫性肺泡损伤有关。然而因为并不常进行活检,所以临床症状上的关联是最为重要的。肺毛细血管炎是最常见的原因,通常是因为 ANCA 相关血管炎(主要为肉芽肿病伴多血管炎[也被叫作韦氏肉芽肿病],以及显微镜下多血管炎;罕见的情况下其原因为嗜酸性粒细胞肉芽肿伴多血管炎[也被叫作丘格-斯特劳斯综合征])。孤立性寡免疫型肺毛细血管炎、抗磷脂综合征、系统性红斑狼疮,以及其他胶原血管病也可能导致毛细管炎。非炎症肺泡出血主要伴发于抗肾小球基底膜抗体疾病(也叫作抗 GBM 肾炎或肺出血肾炎综合征),也伴发于二尖瓣狭窄、凝血障碍、特发性肺含铁血黄素沉着症,以及罕见药物诱导型 DAH。存在急性呼吸系统疾病综合征,接受骨髓移植,以及吸入毒性物质如可卡因等情形的患者会出现弥漫性肺泡损伤导致肺泡出血[1,3]。本例患者具有典型的 AAV 病史且最近刚进行过诱导缓解治疗。然而她的 PR3-ANCA 阳性结果预示着其 DAH 复发的风险相较带有髓过氧化物酶 ANCA 的患者更高[4]。

DAH 是一种排除性诊断结果,在 DAH 的易感条件中,很多都与免疫抑制治疗有关,因此排除感染对于出现弥漫性肺泡浸润的患者来说至关重要。支气管镜伴肺泡灌洗对于排除感染、确定肺泡出血非常必要。典型结果包括反复灌洗下的进行性出血及出现含铁血黄素巨噬细胞。经支气管镜活检样本太少以至于无法确定或排除毛细血管炎,而图像引导下胸腔镜肺活检通常不适用,这是因为患者的呼吸通常很微弱[3]。

对怀疑患 DAH 的患者采用化验检测,应包括全血细胞计数及凝血标志物评估结果以便发现贫血或潜在凝血病。肾功能检测及尿液分析能显示伴随性的肾脏累及——此为常见特征,尤其是存在血管炎时。尽管本例患者出现急性肌酐值升高,但清淡的尿沉渣并不符合活跃性肾小球肾炎。炎症标记物的检测应在治疗前以及其后进行,以便评估治疗效果。自身抗体检测(ANCA、抗肾小球基底膜抗体,以及结缔组织血清学)应在适当的临床背景下进行以便辅助确诊[5]。

治疗 DAH 首先应进行基础呼吸支持,包括机械通气,并修复任何潜在的凝血障碍。尽早给予大剂量糖皮质激素是治疗自身免疫相关 DAH(也就是血管炎、结缔组织疾病,以及抗 GBM 肾炎)的核心,并且此治疗可在完成感染物化验检测前,尚处于临床怀疑阶段就进行。每日给予药甲泼尼龙1 000 mg,持续3~5日,其后给药泼尼松并在几个月里逐渐减量至停药。免疫抑制诱导缓解调整需要给药环磷酰胺、利妥昔单抗或硫唑嘌呤等。血浆置换术对于抗肾小球基底膜肾炎的治疗有明确作用,而其对于AAV的治疗效果正处于研究中。重组因子Ⅶa曾被用于对难治性肺泡出血行挽救性治疗[5]。

DAH是一种以缺氧和肺泡浸润为特征的临床综合征,其病因为血液穿过肺泡-毛细血管界面,充盈肺泡。根据基础疾病的严重程度和紧急程度,可能会出现贫血和咯血。最常见的致病原因包括ANCA相关血管炎或结缔组织疾病。应行支气管镜检查,以便排除感染并确定肺泡出血。如该危重症病因为ANCA相关血管炎,应尽早给予大剂量糖皮质激素,通常还给予环磷酰胺或利妥昔单抗。

本例患者表现出咯血、贫血、呼吸衰竭等临床征象,影像学提示弥漫性肺泡浸润,支气管镜检及肺泡灌洗等综合评价确定诊断。并实施了针对DAH的有效治疗方案,如糖皮质激素、免疫抑制剂(包括环磷酰胺、利妥昔单抗等)以及呼吸支持,治疗获得成功。该病例提示了早期诊断中实施支气管镜检查的重要性。弥漫性肺泡出血(DAH)是一种危及生命的临床征象,多数的DAH是由于全身性免疫系统疾病引发的肺微血管炎,如ANCA相关血管炎(同本例患者)、抗肾小球基底膜肾炎(又称肺出血肾炎综合征)、系统性红斑狼疮等疾病,凝血异常、药物、毒物吸入或移植等其他因素也可导致DAH。

**参考文献**

[1] Lara AR,Schwarz MI. Diffuse alveolar hemorrhage. Chest,2010,137(5):1164-1171.

[2] Collard HR,Schwarz MI. Diffuse alveolar hemorrhage. Clin Chest Med,2004,25(3):583-592.

[3] Ioachimescu OC;Stoller JK. Diffuse alveolar hemorrhage:diagnosing it and finding the cause. Cleve ClinJ Med,2008,75(4):258;260,264-265 passim.

[4] Specks U,Merkel PA,Seo P,et al. Efficacy of remission-induction regimens for ANCA-associated vasculitis. N Engl J Med,2013,369(5):417-427.

[5] Krause ML;Cartin-Ceba R;Specks U,et al. Update on diffuse alveolar hemorrhage and pulmonary vasculitis. Immunol Allergy Clin North Am,2012,32(4):587-600.

# 病例 29

## 副肿瘤综合征

ANDRES BORJA ALVAREZ, MD, AND EMIR FESTIC, MD

### 病例介绍

　　患者越南裔女性,69岁,曾被诊断为1级滤泡性淋巴瘤,此次就诊前出现持续4个月的气短、哮鸣和夜间咳嗽,曾接受吸入式氟替卡松–沙美特罗治疗。患者有鹅口疮,并发展为黏膜炎,给予局部制霉菌素和利多卡因治疗,未给予其他相关药物。患者主诉还包括四肢逐渐乏力、站立及行走困难、食欲减退、体重减少11.4 kg。患者自述未出现发热、发冷、恶心、呕吐、便秘、腹泻、关节痛、肿胀或皮疹。患者曾因肺炎、高碳酸血症、呼吸衰竭以及革兰阳性脓毒症就诊于另一家医院。当患者无法脱离呼吸机时,被转入三级医疗机构,继续接受广谱抗生素给药,支气管镜检查显示黏脓性分泌物,但支气管肺泡灌洗液培养为阴性。

　　查体:患者已插管且微量镇静,右肺下叶呼吸音稍减弱,无哮鸣音及湿啰音。四肢有力,颅神经功能正常,深腱反射加强,下肢阵挛显著。其他查体结果正常。首次尝试撤机失败。

　　化验检测结果显示代偿性高碳酸血症伴轻度贫血及血小板增多症,电解质水平正常,肌酸激酶水平低,λ及κ自由轻链水平高。胸片显示气管导管在正确位置,肺部显示清晰无实变。CT血管成像显示肺栓塞阴性,不支持肺实质病变。肌电图显示神经传导结果正常,核磁共振成像显示偶发性脑桥毛细血管扩张及轻度整体性脑萎缩。副肿瘤筛查显示抗乙酰胆碱肌肉结合抗体阳性。

　　患者能耐受T管测试(T-piece trial)并拔管,但其后出现昏睡伴呼吸窘迫。尽管行无创双水平气道正压支持,血气监测仍显示高碳酸血症。患者重新接受插管,因患者存在高压支持需求及低负力吸气,之后不再能撤机。

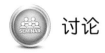 讨论

副肿瘤性神经综合征(PNSs)是一种罕见的癌症继发症,且并非由癌肿或转移、感染及代谢过程所致[1]。对 PNS 需要高度警觉,因为其可能在肿瘤发病之初就出现,并且可能对神经系统产生各种程度的影响。

PNS 的发病机制与自身免疫应答有关。对多种抗体的研究发现,肿瘤可能导致神经系统中的不同抗原被错误表达。这些抗体的作用尚未明确,且未检测到某类抗体并不能在诊断中排除 PNS。在某些情况下,这些抗体可能只是免疫过程的标志物而非引发免疫应答的原因。

某些特定类型的 PNSs 应被明确了解。最常见的是 Lambert-Eaton 肌无力综合征——一种突触前障碍伴肌无力,反复刺激后可改善。另一例子为亚急性小脑共济失调,特征为共济失调、步距增大,以及常出现眼球震颤[2]。有种只在小细胞肺癌患者身上出现的综合征,特征为视力下降及光敏感。其他综合征如皮肌炎、重症肌无力、脑脊髓炎及感觉性神经病,症状只出现在受累区域。

尽管这些疾病的症状对 PNS 没有特异性,且上述综合征并不仅发生于PNSs,这些疾病仍提示了应该进行肿瘤检测。皮肌炎是很好的例子,因为PNS 的症状和出现的时间点多种多样(有时在恶性肿瘤显见前数月甚至数年)让诊断变得非常困难。高度警觉能够帮助实现临床诊断并进行正确的治疗。

任何肿瘤都可能出现 PNSs,小细胞肺癌和淋巴瘤(尤其是霍奇金型淋巴瘤)经常导致 PNSs。其他相关恶性肿瘤包括乳腺癌、妇科肿瘤,以及黑色素瘤。恰当的检查应包括胸部、腹部、骨盆计算机断层扫描,以及乳房 X 线。如果未发现明显异常,应行副肿瘤抗体筛查并检查肿瘤标记物。对恶性肿瘤的检查应考虑到不同患者的个人情况以及患者自身的风险因素。

当怀疑出现 PNS 时,对一系列抗体进行检测有助于诊断。例如,Hu-Ab与小细胞肺癌和 PNS 相关。PNS 相关抗体还包括 Yo-Ab、CV2-Ab、Ri-Ab、两性蛋白-Ab、Tr-Ab、Ma2-Ab,以及 CAR-Ab,然而抗体检查结果为阴性并不能排除诊断,诊断过程中始终应保持高度警觉。

对于某些患者,PNS 的症状在潜在恶性肿瘤的治疗过程中会减轻或改善。对重症肌无力患者可以给予溴吡斯的明、类固醇皮质激素、类固醇保留剂(如硫唑嘌呤)。对急性 PNS 或症状恶化的患者可给予血浆置换或静脉注射免疫球蛋白[3]。在某些病例中,对淋巴瘤的治疗措施也能改善 PNS 症状。

在本例中,对患者滤泡性淋巴瘤的诊断先于副肿瘤样综合征。高碳酸血症性呼吸衰竭的另一特异原因并未出现,因此这一情况指向患者存在 PNS。当潜在的特异抗体鉴别仍在进行时,予气管切开持续行机械通气支持。

在 PNS 患者重症监护监测中并没有指向可能发生呼吸衰竭的特异参数。然而可以自神经肌肉疾病患者身上取得并外推出特定信息以便进行判断。在 2009 年,梅奥医学中心总结了格林-巴利综合征患者的病例,作者给出了可能发生呼吸衰竭的几个早期特征[3]。包括肺活量低于 20 mL/kg,负力吸气或最高吸气压小于 40 $cmH_2O$ 且肺活量低于基准线 30%。因此,存在这类情况的患者应于重症监护室内监测,并反复评估其状态。

理想的机械通气应根据医师经验进行。对于长期治疗,有证据表明无创正压通气(NIPPV)对神经肌肉疾病患者有延长存活期及提升生活质量的积极作用,从病因学角度上看也可使大量的 PNS 患者受益。对短期治疗,无证据支持或者反对该治疗方式的应用。对不同的患者该疗法应当分别判断是否适用,因为 NIPPV 可以改善氧合与高碳酸血症,但也会提高误吸的风险。每次行NIPPV 的时间不应过长,以便在数小时内反复评估改善的效果。如果没有改善,应行插管并进行机械通气以避免因延迟机械通气而造成的恶性后果。

许多学者尝试确定行气管切开术的最佳时间点,但目前仍不明确。神经系统疾病相关的呼吸衰竭是气管切开术的风险因素[4]。行气管切开术的时机对通气时间和死亡率的影响仍未明确。对神经肌肉病患者,气管切开术给予他们更多的活动与说话机会且需要的镇静剂剂量更少,他们的生活质量更高。

PNSs 与多种恶性肿瘤有关且常常先于它们出现(最常见于淋巴系统恶性肿瘤及小细胞肺癌)。临床诊断 PNS 需要高度的临床警觉,同时应密切监测患者的延髓功能障碍、负力吸气以及肺活量。应考虑对需要长期通气支持,经历多次插管,以及出现神经系统疾病提示需要机械通气的患者行气管切开术。

这是一例因淋巴瘤合并肺炎、高碳酸血症、呼吸衰竭、脓毒症,并因撤机困难辗转于医疗机构之间的病人,诊断为副肿瘤性神经综合征(PNSs)。该疾病较为罕见,多继发于小细胞肺癌及恶性淋巴瘤。发病机制是肿瘤产生的相关抗体与神经元自身抗原产生免疫反应。其发生与原发性肿瘤的发生在时间上无确定的关系,可以发生在肿瘤发现前、发现时或确诊后,病程和严重程度也与原发性肿瘤无相关性,常见类型是 Lambert-Eaton 综合征、重症肌无力、进行性多灶性白质脑病、多发性肌炎、脱髓鞘性周围神经病等。认识和重视副肿瘤性神经综合征是重要的,尽管比较少见,但非癌症患者在临床和病理上也可出现与副肿瘤性神经综合征相同的异常。对于不能明确病因的难以解释的神经系统损害,需要在鉴别诊断中考虑到副肿瘤综合征的可能性。只有及时识别它,才能尽量避免误诊和漏诊。

**参考文献**

[1] Honnorat J, Antoine JC. Paraneoplastic neurological syndromes. Orphanet J Rare Dis, 2007,2: 22.

[2] Shimazu Y, Minakawa EN, Nishikori M, et al. A case of follicular lymphoma associated with paraneoplastic cerebellar degeneration. Intern Med, 2012, 51 (11): 1387 - 1392.

[3] Lawn ND, Fletcher DD, Henderson RD, et al. Anticipating mechanical ventilation in Guillain-Barre syndrome. Arch Neurol, 2001, 58(6): 893 - 898.

[4] Frutos-Vivar F, Esteban A, Apezteguia C, et al. Outcome of mechanically ventilated patients who require a tracheostomy. Crit Care Mcd, 2005,33(2): 290 - 298.

# 病例 30

## 难治性腹泻

ARJUN GUPTA, MBBS, AND SAHIL KHANNA, MBBS

## 病例介绍

一名 80 岁男性,因腹痛腹泻 4 天入院。既往有青光眼、腹股沟疝和良性前列腺肥大病史。发病以来,每天排 7 次非血性水样便。入院前 2 周,患者因皮肤感染口服阿莫西林-克拉维酸 10 天。伴有心动过速,无发热。查体:腹部压痛阳性。检验:白细胞计数、电解质、肌酐和白蛋白均在正常范围。粪便的聚合酶链反应(PCR)分析为艰难梭菌阳性,给予静脉注射甲硝唑,每次 500 mg,每天 3 次。腹泻改善,腹泻次数 3 天内降至每日 3 次。患者口服甲硝唑 14 天出院。当停甲硝唑两周后,他再次出现腹部疼挛和腹泻加重(每天 6~7 次水样便);口服 14 天标准疗程的万古霉素后症状消退。

此后,患者再次出现严重腹泻,伴腹痛、头晕及非胆汁性、非血性呕吐,并且,体重减轻 9.1 kg。同时伴有发热和低血压,并且有严重的腹部压痛。白细胞计数 $30.6 \times 10^9$/L,为了排除穿孔或脓肿,做了腹部 CT 检查,显示严重的结肠炎。患者因并发严重的感染性休克被转入重症监护室。给予充分液体复苏并每 8 小时静脉注射甲硝唑 300 mg,每 6 小时口服万古霉素 500 mg。粪便 PCR 分析为艰难梭菌阳性,其他感染源检测为阴性。尽管给予去氧肾上腺素,血压仍较低。患者已经接受了数千毫升晶体液,并发高代谢性酸中毒,但血清乳酸水平尚正常。接下来的 24 小时病情逐渐稳定,并被转至普通病房。此后复查白细胞计数升高至 $12.2 \times 10^9$/L,遂给予为期 14 天的口服万古霉素及甲硝唑静脉注射,随后 7 周万古霉素逐渐减量。此后患者腹泻和腹痛再次发作并再次入院。住院第 5 天白细胞计数增加到 $18.2 \times 10^9$/L。

考虑为万古霉素治疗失败。但患者拒绝结肠切除术,因此选择了粪菌移植(FMT)。因为患者有肠梗阻,未进行充分的肠道准备,仅用自来水冲洗 2 次。取 50 g 供体粪便用 250 mL 生理盐水稀释并过滤,经乙状结肠镜注入横结肠。术中可见结肠有严重的弥漫性炎症并伴有假膜形成。此后患者症状得到改善,腹痛和大便次数逐渐减少,白细胞计数降至正常。FMT 后三天 PCR 分析显示粪便中的艰难梭菌转阴。患者停抗生素后转至康复机构。

1 周后患者再次出现严重腹泻、腹痛,伴有脱水、白细胞增高($22.7×10^9$/L)。腹部 X 线片显示肠梗阻,但未见游离气体征象。粪便的 PCR 分析为艰难梭菌毒素阳性。他再次入院时诊断为重度复杂艰难梭菌感染(CDI),立即给予静脉注射甲硝唑和口服万古霉素治疗。然而,他的临床表现没有改善,白细胞恶化性增多($38.9×10^9$/L)。患者拒绝接受外科手术治疗,因此办理出院手续予家庭临终关怀,1 个小时后患者死亡。

 讨论

CDI 是院内获得性感染性腹泻的最常见病因[1]。其最常见病原菌是耐甲氧西林金黄色葡萄球菌。无住院史及抗生素使用史的社区患者中,CDI 感染的发病率逐渐增高。传统易感因素包括老年人、抗生素使用史和住院史。抑酸药物是否是新的危险因素之一,目前尚存在争议[2],CDI 的治疗强度建议基于严重程度来定。尤其是重度 CDI 或重度复杂 CDI 患者应给予积极治疗以改善预后。

对于 CDI 患者,鉴别诊断重度 CDI 和重度复杂 CDI 以迅速启动强化治疗或手术治疗很重要。CDI 的并发症包括休克、中毒性巨结肠、穿孔、结肠切除和死亡。美国传染病学会指南列出鉴别标准:重度 CDI:白细胞计数超过 $15×10^9$/L 或者血清肌酐水平从基线增加 30% 或更多;重度复杂 CDI:多伴有低血压、败血症、肠梗阻、中毒性巨结肠、结肠穿孔,大多需要进入重症监护室,需要进行手术干预,或死亡[3]。

对于轻度-中度 CDI,口服甲硝唑,每天 3 次,每次 500 mg,持续 10～14 天;对于重度的 CDI,还要口服万古霉素 125 mg,每天 4 次,疗程 10～14 天;对于重度复杂 CDI,则改为每 8 小时静脉注射甲硝唑 500 mg,联合万古霉素(每次 500 mg,每日 4 次),口服或直肠给药[3]。对于对抗生素治疗无效的重度复杂 CDI 或者合并中毒性巨结肠、结肠穿孔或急腹症,需要进行外科手术干预。对于围手术期死亡率评估较高的患者,需行结肠切除术和永久性回肠造口术。一项关于涉及术中结肠灌洗和术后万古霉素灌肠的新手术方案的小型回顾性研究[4]揭示,该方法显著降低了回肠造口术死亡率(与结肠切除术的死亡率相比),同时让超过 90% 的患者保留了结肠。对于 CDI 引起感染性休克的严重患者,早期手术干预可以挽救生命。粪菌移植成功率为 90%,适用于复发性 CDI 或对常规药物治疗没有反应的重度 CDI 患者[5]。

本例患者最初表现为轻度-中度 CDI,给予了口服甲硝唑治疗。复发性 CDI 发病率高达 20%～40%,并且在老年人和接受全身性抗生素治疗的患者中更常见。患者发展至重度复杂 CDI 阶段时,给予了甲硝唑和万古霉素联合治疗,但在初始治疗后,疗效明显下降。最终抗生素和 FMT 治疗均失败。FMT 失败的原因可能是由于肠道准备不充分、粪菌供体质量不佳及疾病本身已经发展至严重复杂阶段都有关。虽然粪菌移植成功率很高(>90%),但肠道准备、灌注途径、供菌筛查及后期加工、潜在的 CDI 严重程度、粪菌的输注频次等诸多方面直接影响治疗结果。与该患者一样,尽管进行了积极的治疗,但重度复杂 CDI 与高发病率和高死亡率相关,特别是在老年人中[1,3]。对于所有重度复杂 CDI 患者,均应考虑早期手术干预。

难辨梭状芽孢杆菌是厌氧、产芽孢、产毒素的革兰阳性杆菌,是引发院内获得性腹泻的首要原因,常可导致严重腹泻、肠梗阻、肠穿孔、感染性休克,使重症患者病死率明显增加,值得关注。长期应用广谱抗生素、制酸药、胃肠术后、高龄则是 CDI 的常见危险因素。本病例患者高龄,曾经使用抗菌药物,出现严重腹泻、肠梗阻、休克,粪便 PCR 艰难梭菌阳性,诊断明确。虽经万古霉素、甲硝唑治疗有效,但症状反复。实施菌粪移植后粪便中的艰难梭菌转阴,但终因多次反复、症状加重死亡。提示了 CDI 疾病的严重性、复杂性、难治性。应强调预防为主、限制与合理使用抗菌药物,并应早期识别、规范用药。粪便移植是值得进一步研究与关注的手段,并且重症 CDI 需要多学科(重症医学科、消化科、普外科等)、多种方式干预。粪菌移植是一个有效的治疗手段,但成功的前提是充分的肠道准备。本案例中对不同阶段的治疗都很规范,值得临床借鉴。

**参考文献**

[1] Khanna S, Pardi DS. Clostridium difficile infection: new insights into management. Mayo Clin Proc, 2012, 87(11):1106－1117.

[2] Khanna S, Pardi DS. Gastric acid suppression and clostridium difficile infection: is there a causal connection? Clin Gastroenterol Hepatol, 2012, 10(5):564.

[3] Cohen SH, Gerding DN, Johnson S, et al; Society for healthcare epidemiology of america; infectious diseases society of america. Clinical practice guidelines for clostridi-

um difficile infection in adults: 2010 update by the society for healthcare epidemiology of America (SHEA) and the infectious diseases society of America (IDSA). Infect Control Hosp Epidemiol, 2010, 31(5):431 – 455.

[4] Neal MD, Alverdy JC, Hall DE, et al. Diverting loop ileostomy and colonic lavage: an alternative to total abdominal colectomy for the treatment of severe, complicated clostridium difficile associated disease. Ann Surg, 2011, 254(3):423 – 427.

[5] Gough E, Shaikh H, Manges AR. Systematic review of intestinal microbiota transplantation (fecal bacteriotherapy) for recurrent Clostridium difficile infection. Clin Infect Dis, 2011, 53(10):994 – 1002.

# 病例 31

## 大出血后顽固性休克

SANGITA TRIVEDI, MBBS, RAHUL KASHYAP, MBBS, AND MICHAEL E. NEMERGUT, MD, PhD

## 病例介绍

　　患儿6岁,男性,体重24 kg,既往体健,因"发热、肌痛、周身皮疹伴面部充血4天"就诊急诊。在入院当天,因腹痛和呕吐进行性加重伴周身皮肤弥漫性瘀斑而引起家人重视。患儿及其家人刚从波多黎各度假归来。

　　查体:体温正常,轻度的心动过速,呼吸急促,血压正常,但脉压减小。患儿四肢冷,末梢灌注差,毛细管再充盈时间为4秒。神志清楚,上腹轻压痛。血常规显示为白细胞减少、血小板减少(血小板计数 $30 \times 10^9 / L$),但血细胞比容相对增高;凝血功能检查显示凝血酶原时间(PT)正常,轻度纤维蛋白原减低、活化部分凝血激酶时间(aPTT)轻度延长。胸部X线检查显示双肺下叶浸润和右侧胸腔少量积液。需要鉴别的有感染性休克、病毒性出血热和白血病。立即给予相关细菌学培养和血清学检查,予大剂量液体复苏,并给予广谱抗生素。腹部超声评估上腹压痛部位,显示胆囊壁水肿和腹水。

　　患儿入院后数小时内出现严重的低血压呼吸衰竭,并迅速出现意识障碍。给予快速晶体液推注扩容,休克仍难以纠正,随后患儿呼吸衰竭加重行气管插管,积极治疗代谢性酸中毒、高乳酸血症,此时休克有容量反应性。复查胸部X线片显示胸腔积液进一步增多。

　　有创血流动力学监测显示中心静脉压低、中心静脉变异度阳性,并且伴随明显少尿。尽管积极的容量复苏,但血细胞计数显示血细胞比容增高,血液浓缩。复查血小板仍低(血小板计数 $10 \times 10^9 / L$),伴有低蛋白血症加重和肝转氨酶进行性升高,持续性低血压和毛细血管渗漏明显,故继续液体复苏并给予5%白蛋白。血清学评估结果显示登革热病毒阳性。

　　血压和中心静脉压逐渐有所改善,血细胞比容水平趋于稳定。白蛋白输注速率10 mL/(kg·h$^{-1}$)持续2小时,然后将流速减为5 mL/(kg·h$^{-1}$)并换成生理盐水。在快速扩容前、后检查血细胞比容，并且每隔 2 小时做一次容量评估。

经过复苏，血流动力学逐渐稳定数小时后，仍可以看到胃管、直肠、气管和穿刺置管部位有明显的活动性出血。血细胞比容降低至参考范围的下限，血小板计数降至 $5 \times 10^9/L$，肝酶增加，凝血功能表明弥散性血管内凝血。依据世界卫生组织（WHO）治疗登革热休克综合征（也称为登革热出血热）的推荐方案，考虑到患儿持续活动性出血，给予输注 1 袋红细胞悬液、血小板和维生素 K。输血后复查血细胞比容无改善，遂再次追加 1 袋红细胞悬液，然后是生理盐水输注。

在接下来的 24 小时内，患儿的血流动力学和灌注状态逐渐恢复正常；然而，胸部 X 线显示浸润和胸腔积液进一步增加。与入院时相比，患儿体重增加了 2 kg，并且这一增加与积极的容量复苏有关。随后患儿服用了利尿剂。次日，患儿的氧合状态有所改善，拔除气管插管。

 # 讨论

登革热病毒通过伊蚊属的蚊子传播给人类。登革热病毒感染的患者临床表现多样，轻者无症状，重者可致命。严重登革热休克综合征的主要患病人群是婴儿和儿童，其特征是休克、多器官系统功能障碍和出血[1]。

这种疾病在波多黎各流行，最近一次大流行发生于 2007 年，当时诊断出超过 10 000 例病例[2]。世界卫生组织估计，每年发生 50 000 例登革热休克综合征病例，全世界儿童每年有 22 000 例死亡[3]。该病的发病机制尚不完全清楚；然而，在严重疾病中，都有血管通透性显著增加而导致休克。该疾病的临床表现可分为 3 个阶段。

第 1 阶段：发热阶段，其特征是高热和非特异性症状，包括头痛、恶心、呕吐、肌痛、关节痛和全身性皮疹，持续 2～7 天。

第 2 阶段：重症阶段，从退热开始，其特征为白细胞减少，血小板减少和血浆渗漏，血细胞比容相应增加。这些检查均用于反映疾病的严重程度。第 2 阶段持续 24～48 小时，血浆丢失的程度决定了该疾病临床表现的严重程度。通常，在该阶段观察到的低血容量性休克往往是代偿性的，收缩压可能是正常的，舒张压甚至可能略有升高，直到晚期阶段；患者神志一直清醒，直到突然失代偿。长期休克、酸中毒和血小板减少症为弥散性血管内凝血的发生创造了条件。这一阶段的出血主要来自消化道，但在治疗上存在现实的困难，因为出血量巨大，且伴随显著血流动力学不稳定。液体复苏治疗必须是滴定式,与临床变化同步。它的临床指南有别于感染性休克临床指南[4]。血细胞比容增加但生命体征不稳定,表明需要给予液体,而血细胞比容降低则表明存在隐匿性出血或需要输血(如果血细胞比容<30%)。

治疗终点是使收缩压正常,脉压超过 30 mmHg,尿量超过 0.5~1 mL/(kg·h),血细胞比容水平逐渐下降至接近正常[1,5]。

第 3 阶段:恢复阶段,持续 2~3 天,其特征在于渗漏的血浆重吸收到血管内,血压和尿量稳定。血液各项指标恢复到正常参考范围。血细胞比容降低,生命体征虽然稳定但尿量超过 1.5~2 mL/(kg·h)可能是液体超负荷的最早指标,此时应当改变输液方案,否则患者即将出现肺水肿和明显张力性腹水。无明显出血的患者不应预防性输血[1,5]。

适当的脱水是控制疾病进展和有效复苏的关键。早期识别和干预、快速容量复苏,双管齐下的策略是明智的,同时还要注意防止液体过负荷。

这是一例拉丁美洲旅游后,以发热、皮疹、休克、血小板降低、凝血功能障碍的患儿,细致的鉴别诊断,排除血液系统疾病以及其他细菌感染,血清学检查登革热病毒阳性,明确登革热休克综合征诊断,经积极液体复苏及器官支持治疗,救治成功。登革热病毒感染是流行性和地方性传染病,主要分布于热带、亚热带地区。该病例提示对于不明原因发热,尤其合并急性器官功能衰竭患者,仔细了解流行病学对诊断至关重要。登革热休克综合征以毛细血管渗漏、血液浓缩、浆膜腔积液、循环衰竭为主要特征。值得提醒的是,对于登革热患者循环衰竭,需要鉴别出血与毛细血管渗漏导致的容量减少,出血患者则给予输血。本例患者未使用血管活性药,基于对低容量性休克的确定,基本不考虑血管张力下降的因素。因此,积极的目标滴定式液体复苏,正如 Louis Vincent 提出的休克 SOSD 治疗原则,维持器官灌注压,避免液体过负荷是复苏关键。

**参考文献**

[1] Anon. Handbook for clinical management of dengue. Geneva:World Health Organization,2012. [2015 - 09 - 11]. http://apps. who. int/iris/bitstream/10665/76887/1/9789241504713_ eng. pdf? ua=1.

[2] Anon. Dengue. Atlanta:Centers for Disease Control and Prevention,2015. (2014 - 06 - 09)[2015 - 09 - 11]. http://www. cdc. gov/dengue/epidemiology/index. html.

［3］Anon. Impact of dengue. Geneva: World Health Organization，2015. ［2015 - 09 - 11］. http://www. who. int/crs/disease/dengue/impact/en/.

［4］Dellinger RP，Levy MM，Rhodes A,et al. Surviving Sepsis Campaign: international guidelines for management of severe sepsis and septic shock：2012. Crit Care Med，2013,41(2):580 - 637.

［5］Ranjit S，Kissoon N. Dengue hemorrhagic fever and shock syndromes. Pediatr Crit Care Med，2011，12(1):90 - 100.

# 病例 32

## 弥散性组织胞浆菌病的罕见表现

LOKENDRA THAKUR, MBBS, AND VIVEK IYER, MD, MPH

## 病例介绍

患者男性,41 岁,发热 6 周就诊。主要症状是全身不适、发热伴低血压。患者被送往急诊室,经过初步检查和稳定病情后,为进一步治疗转入重症监护室(ICU)。6 周以来,患者因全身乏力、易疲劳而反复输液并应用抗生素治疗。尽管微生物培养阴性,患者每次应用抗生素治疗都有效果。超声心动图和影像学检查亦未能确定感染源。患者左肘有皮肤溃疡、一条腿有浅表性的伤口。此前伤口渗液培养为甲氧西林敏感的金黄色葡萄球菌。患者为了治疗哮喘,近 20 年来一直长期、低剂量服用皮质类固醇药物,故而出现病理性肥胖。此外,患者还有小关节局部复发性关节疼痛的病史,在另一家医院诊断为类风湿性关节炎,并进行了相应治疗。

查体发现低血压(血压 84/47 mmHg)和轻度心动过速(心率 102 次/分),患者吸空气时,呼吸频率和血氧饱和度正常,但表现出明显焦虑、疲倦和黏膜干燥,典型向心性肥胖皮纹,水牛背和满月脸。其他重要阳性体征包括左腿、臀部和左肘区域存在软组织感染,下肢轻度水肿。左侧腹股沟区压痛伴远端脚趾营养不良。他的精神状态正常,神经系统查体正常。双侧肌力对称,心、肺和腹部查体阴性。

实验室检查的结果包括低钠血症(133 mmol/L)和肌酐升高 1.7 mg/dL(149.6 $\mu$mol/L)。最初的影像学检查包括腹部和骨盆的 CT,CT 显示左侧臀肌蜂窝织炎和脓肿。

给予万古霉素、头孢吡肟、甲硝唑和积极的液体复苏治疗。患者的血流动力学状况有所改善,入住 ICU 的第二天请传染病和风湿病专家会诊。为进一步诊断治疗,患者转入当地普通病房。随着抗生素降阶梯治疗,患者再次发热,虽然再次使用广谱抗生素,但患者的体质状况和血流动力学状态仍然难以纠正，于是再次被转回 ICU。为了明确持续高烧的原因，完善了非典型病原体的检查。当患者出现白细胞减少和血小板减少时，请了相应的血液学家会诊。用[111]铟标记白细胞进行扫描显示左上大腿内侧有多发性软组织感染。病毒检测包括人体免疫缺陷病毒检测均为阴性。

患者铁蛋白水平升高（37 630 μg/L），骨髓活检提示血细胞吞噬现象。患者转到血液肿瘤科，应用环孢菌素、依托泊苷化疗并应用类固醇皮质激素。其左大腿的皮下液体培养物呈组织胞浆荚膜菌阳性。为了针对性治疗组织胞浆菌病，停止化疗并更换为两性霉素 B 静脉注射。此后患者发生肾功能衰竭，将两性霉素 B 改为伊曲康唑。接受伊曲康唑治疗后，患者逐渐出现了肝功能衰竭的迹象，并进行了肝脏活检。肝活检显示出血窦细胞病和箭头状芽状酵母的特征，这与组织胞浆菌病的特点相一致。遂再次改用两性霉素 B 输液，待肝酶正常后开始终身口服伊曲康唑。此后患者虽然仍然很虚弱，但整体病情逐渐好转。后续经皮内窥镜胃造口管进行营养治疗。

 # 讨论

噬血细胞性淋巴组织细胞增生症（HLH）分为原发性（遗传性）和继发性（获得性）两类，是一种家族性常染色体隐性遗传性疾病，在新生儿中的发病率约为 1/50 000。这种疾病与穿孔蛋白基因的突变有关，它通常发生在儿童期早期。如果不接受任何治疗，患者通常在症状出现后 2 个月内死亡[1]。临床表现类似于严重脓毒症或感染性休克。本例患者血清铁蛋白水平显著升高（37 630 μg/L）提示 HLH。甘油三酯水平正常，但骨髓活检显示出血细胞吞噬现象[2]。

1994 年，组织细胞学会启动了一项前瞻性国际合作治疗研究（HLH-94）。该研究表明 HLH 的诊断基于 5 个标准：发热性脾肿大，血细胞减少，高甘油三酯血症，低血红蛋白血症（或外周血化验下降两个区间），以及血细胞吞噬现象。2004 年，组织细胞疾病协会修订并增加了 3 个诊断标准（HLH-2004）：① 自然杀伤细胞活性降低；② 高铁蛋白血症；③ 可溶性白细胞介素（IL)-2 受体水平升高[3]。必须满足 8 个标准中的 5 个来诊断 HLH。此患者有发热、白细胞减少、血细胞吞噬现象、高铁蛋白血症和轻度脾肿大。

呈现 HLH 的症状是由于巨噬细胞和 T 细胞被失控性激活，进而过度表达炎性细胞因子例如肿瘤坏死因子-α、IL-6、干扰素-γ 和 IL-1β，最终导致过度的炎症反应[4]。继发性 HLH 可能是由几种潜在的病症，如感染、恶性肿瘤或自身免疫性疾病[5]引起的。

除了积极控制诱因外,治疗继发性 HLH 的方案尚不统一。定向因子,如环孢菌素、依托泊苷和皮质类固醇,均用于治疗原发性疾病,但它们对继发性疾病的疗效存在争议。散在病例报告表明,不同疗法均取得成功,包括抗胸腺细胞球蛋白、单克隆抗体和脾切除术。主要是切断传染源和支持治疗。

组织胞浆菌是一种在土壤中生存的双态真菌。它在密西西比河和俄亥俄河谷流域流行。细胞免疫力降低的患者(例如艾滋病、皮质类固醇使用和高龄)有易感性风险。患者通常表现出非特异性全身症状,包括发热、全身不适、厌食和体重减轻,也可能出现皮肤病变或溃疡,淋巴结肿大或肝脾肿大。由于临床症状不典型,组织胞浆菌培养结果滞后,诊断经常不及时。对 HLH 的高度认知是诊断这种致命性疾病的关键。

> 该例患者反复发热、乏力、多处皮肤软组织感染,抗感染抗休克治疗有效,但症状反复,铁蛋白升高,白细胞、血小板减少,骨髓活检提示噬血细胞增多症。噬血细胞增多症是临床综合征,不是单独疾病,是一种需要与脓毒症或脓毒性休克鉴别的疾病,常可能继发于重症感染、恶性肿瘤、自身免疫系统疾病。感染部位渗液培养提示组织胞浆菌病,经两性霉素、伊曲康唑治疗有效。该病例还提示,临床医生需重视长期使用激素或免疫缺陷患者,若出现不明原因发热、皮疹、类似于皮肌炎症状、急慢性肺部疾病,重者出现噬血细胞综合征,应进行全面检查以及广泛的细菌/真菌学检查,以排除组织胞浆菌病。

**参考文献**

[1] Janka G, zur Stadt U. Familial and acquired hemophagocytic lymphohistiocytosis. Hematology Am Soc Hematol Educ Program, 2005:82 - 88.

[2] Demirkol D, Yildizdas D, Bayrakci B, et al. Hyperferritinemia in the critically ill child with secondary hemophagocytic lymphohistiocytosis/sepsis/multiple organ dysfunction syndrome/macrophage activation syndrome: what is the treatment? Crit Care, 2012, 16(2):R52.

[3] Henter JI, Horne A, Arico M, et al. HLH - 2004: diagnostic and therapeutic guidelines for hemophagocytic lymphohistiocytosis. Pediatr Blood Cancer, 2007, 48(2):124 - 131.

[4] Fujiwara F, Hibi S, Imashuku S. Hypercytokinemia in hemophagocytic syndrome.

Am J Pediatr Hematol Oncol，1993，15(1):92 - 98.

[5] Janka G，Imashuku S，Elinder G，et al. Infection-and malignancy-associated hemoph-agocytic syndromes: secondary hemophagocytic lymphohistiocytosis. Hematol Oncol Clin North Am，1998，12(2):435 - 444.

# 病例 33

## 肝硬化并发症

RAINA SHIVASHANKAR,MD,AND PURNA C. KASHYAP,MBBS

---

患者男性,66 岁,因腹痛伴精神障碍 2 天入院。既往有丙型肝炎、肝硬化伴食管静脉曲张和腹水。在入院后的 2 天里,护理人员注意到患者的精神障碍进行性加重,逐渐出现谵妄、嗜睡、腹胀加剧。患者持续服用利尿剂和乳果糖治疗。患者无鲜血便、黑便及便秘的症状。

体检:发热(38 ℃),虽然对答有反应,但以嗜睡为主,这些都提示患者肝性脑病发展至 3 级。患者出现巩膜黄染、腹部膨隆、全腹紧张伴压痛和下肢水肿。

实验室化验显示白细胞计数增高(白细胞 $13 \times 10^9$/L),国际标准化比值增高(1.7),肌酐(1.1 mg/dL)和胆红素(总胆红素 8.8 mg/dL,直接胆红素 3.5 mg/dL)水平明显增高。进行诊断性腹腔穿刺术,腹水分析显示白细胞计数为 4 000/μL,中性粒细胞比例为 78%。给予静脉注射头孢噻肟治疗,腹水标本需氧培养,在接种后 24 小时内有敏感的大肠杆菌生长。患者在入院当天和住院第 3 天接受静脉注射白蛋白治疗。

在开始抗生素治疗后患者的精神状态最初有所改善,但在住院第 3 天开始变差。白细胞计数正常范围(白细胞 $6.5 \times 10^9$/L)但肾功能持续恶化,肌酐峰值住院第 4 天升高为 4.8 mg/dL。考虑并发肝肾综合征,给予奥曲肽和米多君治疗。随后进行腹腔穿刺术,抽出 200 mL 浑浊血清血液,腹水分析显示总有核细胞计数为 8 100/μL,中性粒细胞比例为 90%。行增强 CT 检查以排除内脏穿孔,没有发现穿孔的迹象。

接下来的几天继续用广谱抗生素、奥曲肽和米多君治疗。此后患者血流动力学持续稳定,无发热,肌酐水平在第 8 天降至 1.5 mg/dL。在住院第 8 天进行另一次腹腔穿刺以评估抗生素治疗的效果,腹水分析显示白细胞计数显著减少(220/μL,中性粒细胞比例为28%)。他的精神状态明显改善。患者于第12天出院。当时他的肌酐水平降为1.2 mg/dL。患者被建议终生每天口服诺氟沙星,以预防自发性细菌性腹膜炎(SBP)。

 # 讨论

SBP是肝硬化最常见的感染性并发症[12]。首次发生SBP的住院病死率估计在10%～50%之间,老年人和重症监护室患者(ICU)预计死亡风险较高[13]。SBP确诊后1年的死亡率为31%～93%[1]。

鉴于SBP的严重程度和高死亡率,其诊断和治疗不应等待微生物学结果,但早期应通过腹水分析和多形核中性粒细胞(PMN)计数来确定。SBP的定义为腹水中PMN计数大于250/μL且没有腹腔内感染源[4]。对于出血性腹水(红细胞计数>100 000/μL),250个红细胞,应减去1个PMN,以校正血液检查结果[1]。在做出诊断后,SBP应根据经验用第三代头孢菌素治疗5天[4]。随后的诊断性腹腔穿刺术主要用于病情逐渐恶化或对治疗没有反应的患者[4]。

多项针对SBP患者死亡率的预测因素的研究已经开展,因为入住ICU是一个独立的死亡危险因素[3],这对入住ICU的患者尤为重要。终末期肝病模型(MELD)评分(评估生存能力)高和大量合并症与死亡率较高有关[5]。一些研究表明肾功能不全(肌酐>1.5 mg/dL或长期慢性肾功能不全患者肌酐增加50%)与死亡率增加有关[5];有33%的SBP患者可出现肾功能不全[2]。为了预防SBP患者的肾功能障碍,可以静脉给予白蛋白(第1天1.5 g/kg,第3天1 g/kg)[4]。据估计,白蛋白输注可使SBP患者的死亡率从29%降至10%[4]。

患有SBP的肝硬化患者预后不良,因此预防SBP是治疗的基石,由于已经证实抗生素治疗可以降低脓毒症的死亡率,因此针对急性静脉曲张出血的肝硬化患者,应该采取7天的抗生素治疗(例如,每天400 mg诺氟沙星)[4]。另外还有一些因素,包括既往的SBP病史和腹水蛋白浓度低(<1.0 g/dL)需要预防性使用抗生素(使用诺氟沙星或甲氧苄啶-磺胺甲恶唑等药物)[4]。

临床医生应保持高度警觉:任何并发SBP的肝硬化患者,即使没有明显的感染迹象,都会因腹水入院。早期积极治疗,预防器官衰竭以及未来长期预防SBP发作是治疗的关键。

这是一例肝硬化腹水合并发热、腹痛、意识障碍的患者，腹水常规及培养提示大肠杆菌感染，经积极的抗感染、器官保护治疗病情稳定。肝硬化自发性腹膜炎主要是由肠道水肿导致屏障功能减弱引起肠道菌群移位所致，自发性细菌性腹膜炎（SBP）是肝硬化患者常见的并发症，若腹水患者出现发热、腹痛、意识改变则需要警惕，结合腹水中性粒细胞计数和细菌培养可诊断。早期诊断、早期治疗十分重要，尤其合并脓毒性休克时，延迟抗菌药物治疗将影响患者预后，对于高风险患者（如低蛋白血症、曾经 SBP 发生史等）可考虑预防性使用抗生素。

**参考文献**

[1] Wiest R，Krag A，Gerbes A. Spontaneous bacterial peritonitis：recent guidelines and beyond. Gut，2012，61(2)：297 - 310.

[2] Tandon P，Garcia-Tsao G. Bacterial infections，sepsis，and multiorgan failure in cirrhosis. Semin Liver Dis，2008，28(1)：26 - 42.

[3] Thuluvath PJ，Morss S，Thompson R. Spontaneous bacterial peritonitis：in-hospital mortality，predictors of survival，and health care costs from 1988 to 1998. Am J Gastroenterol，2001，96(4)：1232 - 1236.

[4] Runyon BA，AASLD Practice Guidelines Committee. Management of adult patients with ascites due to cirrhosis：an update. Hepatology，2009，49(6)：2087 - 2107.

[5] Tandon P，Garcia-Tsao G. Renal dysfunction is the most important independent predictor of mortality in cirrhotic patients with spontaneous bacterial peritonitis. Clin Gastroenterol Hepatol，2011，9(3)：260 - 265.

# 病例 34

## 非同寻常的腹痛

PRAMOD K. GURU, MBBS, ABBASALI AKHOUNDI, MD, AND KIANOUSH B. KASHANI, MD

### 病例介绍

患者白人男性, 64 岁, 因腹痛伴进行性高血压、急性肾损伤由急诊收住 ICU。既往高血压、高血脂、房颤及格雷夫斯病(毒性弥漫性甲状腺肿)、慢性心肌病多年(射血分数 50%)。最近 12 小时内腹痛逐渐加重伴恶心、呕吐和腹泻。

患者服用地尔硫草、利塞普利和华法林。5 天前, 患者因反复快速房颤行房室结消融术治疗。此次入急诊室时, 血压 156/96 mmHg, 腹部疼痛评为 7 分(分值为 0～10, 其中 10 分为最疼)。患者此前没有出现类似的腹痛, 不伴有排尿困难, 无发热性肾绞痛, 无手术史, 并且最近没有接触任何新的药物治疗。患者血清肌酐水平逐渐由 0.9 mg/dL 增加到 1.6 mg/dL(79.56 $\mu$mol/L 增加到 141.4 $\mu$mol/L)。他的白细胞明显增多(白细胞计数 13.7×10$^9$/L), 但凝血功能和显微镜镜检血尿的结果均为阴性。给予静脉注射阿片类镇痛药物和抗高血压药治疗后, 患者疼痛消退, 高血压得到改善。腹部 CT 显示双侧肾动脉和右髂外动脉夹层伴双侧肾多发梗死(图 34.1)。

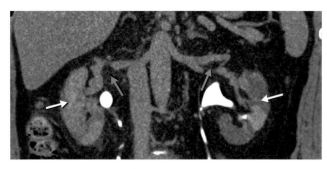

图 34.1　肾动脉夹层及梗死。腹部计算机断层冠状面扫描显示双侧肾动脉夹层(灰色箭头)及梗死(白色箭头)。造影显示了肾动脉轮廓不再平滑。

鉴于最近有血管内操作史，需要排除介入相关动脉夹层的可能性。然而，由于 CT 图像上肾动脉的不连续受累和双侧肾受累，在穿刺操作和后续消融治疗期间损伤动脉的可能性被否定。血管炎（抗核抗体、抗中性粒细胞胞质自身抗体、C-反应蛋白和类风湿因子）和感染（乙型和丙型肝炎病毒）的血清学检查结果都是阴性的。没有找到其他与性别、高血压等相关的解剖异常的危险因素。患者在重症监护室和普通病房住院期间，没有再发生疼痛和血压增高，肾功能亦未见进一步恶化。

 讨论

自发性肾动脉夹层在肾血管性高血压中较为罕见，但肾动脉夹层在外周动脉疾病中最常见[1]。自 20 世纪 80 年代中期以来，随着放射学的发展，肾动脉夹层确诊率越来越高[2]。然而，总体上它们仍然不能算作常见病，并且医学文献中报道的病例数量也不超过 300 例。双侧肾动脉夹层的病例就更罕见了，仅见于非常有限的个案报道[3]。目前已经明确，导致自发性夹层动脉瘤出血的解剖基础是相应部位的滋养血管或其动脉发育不良。然而，确切的发病机制尚不清楚[4]。

已证实纤维肌性发育不良（EMD）、埃勒斯-当洛综合征（EDS）、恶性高血压动脉粥样硬化、抗磷脂抗体综合征和结节性多动脉炎（PAN）[1-3]与本病发病有关。钝器伤、剧烈运动、滥用可卡因，甚至冲击波碎石术等诱发发病的案例均有报道[1,2]。一项包含 17 例患者[1]的病例研究中，4 例患有 FMD，4 例患有 EDS，1 例患有 PAN，患者吸烟率与一般人群无差异；30～40 岁男性患者受影响最大；并且与本例患者相似，这些患者具有腹痛、血尿和急性肾损伤的临床表现。其他临床表现包括腹股沟和睾丸的牵涉痛、发热性排尿困难、恶心和呕吐[2,4-5]。对于有腹痛的危险因素的患者，最初的鉴别诊断和评估必须排除危及生命和可能手术的紧急情况，例如主动脉夹层肠系膜缺血、肠穿孔以及其他良性和不明原因的疼痛。

常见的血液检查特征是白细胞增多和肌酐、乳酸脱氢酶水平升高[1,4]。镜下血尿是最常见的泌尿系统病变。泌尿系统血管造影[常规或计算机断层扫描（CT）]是大多数患者的首选诊断方法。增强 CT 通常显示为肾梗死，有助于排除最常见的肾脏急症，例如由于结石引起的肾绞痛、肾脓肿、肾盂肾炎、肾静脉血栓形成和肾动脉血栓栓塞伴梗死。常见的放射学检查特征是不规则双腔结构，以及血管壁的凸出或动脉瘤[1,3]。尽管超声多普勒检查效果不如 CT 血管造影，但它的优势是非侵入性和不使用造影剂。

治疗旨在控制症状,稳定血压,限制梗死范围和预防复发[1,4-5]。为避免进一步的肾损伤,不宜使用非甾体抗炎药。虽然需将血压控制在 140/90 mmHg 以防止进一步损伤,但在急性期,降压药物应避免使用血管紧张素转换酶抑制剂和血管紧张素受体阻滞剂。患者肌酐较基线明显升高(>30%)时[1-2,4-5]是否应用抗凝治疗是有争议的。药物治疗失败后肾功能恶化的患者可以考虑外科干预(根治性或血管内支架)。

自发性肾动脉夹层是腹痛和急进性高血压的罕见病因,这是同其发病率相关的,其诊断有赖于对这个疾病的高水平的认知。

这是一例急性腹痛伴进行性高血压、急性肾损伤的患者,既往病史高血压、高血脂、动脉粥样硬化、长期吸烟等,近日有血管内操作史,CT 证实自发性肾动脉夹层。随着影像技术的进步,对动脉夹层的认识程度与诊断率明显提高。肾动脉夹层虽然并非常见病,但可危及生命,需要临床医生关注。对不明原因腹痛、胸痛、高血压、血尿、血便的急诊重症患者,临床医生应警惕胸主动脉、腹主动脉、肠系膜血管,甚至肾动脉夹层的可能性,并及时行 CTA 确定诊断,尤其有外伤史、剧烈运动,或有大动脉炎病史等高危因素患者,应高度重视并鉴别。对于急性腹痛,应该根据可能的机制及后果的严重性,考虑分层筛查加以排除。

**参考文献**

[1] Afshinnia F, Sundaram B, Rao P, et al. Evaluation of characteristics, associations and clinical course of isolated spontaneous renal artery dissection. Nephrol Dial Transplant, 2013, 28(8):2089 - 2098.

[2] Edwards BS, Stanson AW, Holley KE, et al. Isolated renal artery dissection, presentation, evaluation, management, and pathology. Mayo Clin Proc, 1982, 57(9):564 - 571.

[3] Katz-Summercorn AC, Borg CM, Harris PL. Spontaneous renal artery dissection complicated by renal infarction: a case report and review of the literature. Int J Surg Case Rep, 2012, 3(7):257 - 259.

[4] Lacombe M. Isolated spontaneous dissection of the renal artery. J Vasc Surg, 2001, 33(2):385 - 91.

[5] Ramamoorthy SL, Vasquez JC, Taft PM, et al. Nonoperative management of acute spontaneous renal artery dissection. Ann Vasc Surg, 2002, 16(2):157 - 162.

# 病例 35

## 重症监护室相关性肌无力

CHRISTOPHER L. KRAMER, MD, AND ALEJANDRO A. RABINSTEIN, MD

### 病例介绍

　　患者男性,52 岁,因呼吸衰竭、肺炎、急性呼吸窘迫综合征、脓毒性休克、缺氧性脑病和急性肾功能衰竭入住重症监护室(ICU)。患者入院时在急诊科行气管插管,并且给予俯卧位、低潮气量和高呼气末正压的机械通气。通过咪达唑仑输注维持人机同步。给予广谱抗生素、液体复苏、氢化可的松和去甲肾上腺素等治疗感染性休克。肾功能衰竭进行性加重,继而给予连续肾脏替代治疗。尽管给予了胰岛素滴注治疗,但患者的血糖水平仍较难控制。

　　经数天的治疗,患者氧合和血压逐渐改善。在第 6 天,撤除了肌松和血管活性药物。当镇静停止时,患者表现出弥漫性肢体无力、舌瘫和延髓性麻痹。此后患者氧合和胸部 X 光片示显著改善,但多次尝试撤机失败。

　　神经传导(NCSs)显示复合肌肉动作电位(CMAPs)明显减低和传导时间延长,多神经中的感觉神经动作电位(SNAP)的减低更为显著。在肌电图(EMG)上发现混合的但主要是小的运动单位电位,这些发现与危重病性神经-肌内疾病(CINM)的诊断特征相一致。

　　随后行气管切开造口术,并转移到呼吸监护病房。进一步强化理疗后症状逐渐改善,并最终成功撤机。在呼吸科治疗 11 天后,患者被转往康复医院进一步治疗,3 个月后出院。

 讨论

　　CINM 和新近提出的 ICU 获得性肌无力都是形容一种疾病的诊断术语,用于解释患者中危重病性肌病(CIM)和危重病性多发性神经病(CIP)的常见共同临床表现[1]。这种疾病最常见的表现为松弛性四肢瘫痪，机械通气撤机不成功，无法进行物理治疗。在全身炎症反应综合征(SIRS)/败血症、多器官衰竭患者中的发病率可达 $56\% \sim 80\%$[2]。病理学上，CIP 表现为长度依赖性感觉运动多发性神经病；CIM 表现为肌球蛋白依赖性肌病。NCS 和 EMG 在确认诊断和排除其他潜在的可逆性虚弱原因方面很有价值。目前除了积极的风险因素控制和康复治疗之外，CINM 还没有特定的治疗方法。患有这种疾病的患者可能遗留严重的残疾[2]。

患有 CIP 或 CIM 的患者存在不同程度的肢体和膈肌无力，早期诊断可能受到共存性脑病或镇静和麻痹的混杂影响而不容易确立，并且可能直到物理治疗或撤机拔管失败才明显表现出来[1]。CIP 的临床特征包括远端无力、感觉丧失以及反射消失，尤其是面部和眼外斜肌功能丧失。相比之下，CIM 通常发生在近端的肌肉，也可能累及面部肌肉，很少累及眼外肌。CIM 中没有感觉丧失，并且相对保留了深腱反射。然而，CIM 和 CIP 很少孤立发生，并且实际上它们共存更为常见[1,2]。

虽然 SIRS/败血症和多器官衰竭的存在和严重程度是 CINM 最突出的风险因素，但与该疾病相关的其他风险因素包括：长期机械通气、ICU 内持续应用皮质类固醇、高血糖、肾功能衰竭、神经肌肉接头阻滞剂的使用和营养状况不佳，等等[2]。CIP 的病理结果是长度依赖性轴索感觉运动多发性神经病变。在 CIM 中，肌球蛋白丢失是典型的病理学的标志。功能上，CIM 中钠通道障碍导致肌肉组织无反应[1]。

CINM 的治疗方法目前很有限，因此排除导致肌无力的其他原因，包括既往存在的神经肌肉疾病，以及详细的病史和体格检查对于解决问题至关重要。疑似是中枢神经系统的原因导致肌无力时，可能需要进行进一步神经影像学检查。实验室检查应该包括镁、钙和磷等电解质水平的测定，以排除代谢性的因素。除了罕见的坏死型 CINM 外，CINM 中血清肌酸激酶水平通常正常或轻度升高。如果是显著升高，则应进一步排除其他肌病，包括炎性肌病、中毒性肌病、肌营养不良症和酸性麦芽糖酶缺乏症[1]。

NCSs 和 EMG 对于确定 CINM 的诊断和排除其他疾病非常有意义。反复神经刺激在 CINM 中是正常的，它可用于检测鉴别神经肌肉传导失败，例如由于麻痹和重症肌无力长期阻滞引起的神经肌肉传导失败。CINM 中 CMAPS 通常减少和延长，并且 SNAPS 波幅衰减[3]，然而神经传导速度相对正常，如果速度减慢可以指示脱髓鞘病，例如格林-巴利综合征。根据 CIM 和 CIP 的相对比重，EMG 上的电活动单元可以呈现从大到小的多元变化。广泛性肌束震颤缺失可以帮助排除肌萎缩侧索硬化症[1]。

直接肌肉刺激已被用于区分 CIM 与 CIP(CIP 中肌肉收缩,但 CIM 中没有肌肉收缩)[1],然而这可能难以在实践中广泛开展。CINM 的脑脊液结果正常,除非临床怀疑有其他诊断,否则腰椎穿刺不是常规必需的。肌肉超声检查最近被证明是有前景的诊断 CINM 的辅助检查手段[4]。肌肉和神经活检可用于确定诊断,但在临床实践中很少使用。

CINM 没有特定的治疗方法。因此,积极的风险因素控制对于降低其发病率至关重要。最近的一项柯奇拉(Cochrane)多因素分析[5]发现强化胰岛素治疗与 CINM 持续机械通气时间的减少,180 天死亡率的降低之间存在关联。尽管低血糖事件的发生率有所增加。CINM 的早期康复与机械通气时间较短相关,对 ICU 入住时间没有影响。

脓毒症合并 CINM 患者死亡率很高,但幸存者大多能够逐渐改善并可能恢复功能。虽然证据还不充分,但一般而言,CIM 预后好于 CIP。

通过本病例学习,了解 ICU 获得性肌无力(ICUAW)的基本概念,ICUAW 的发生显著延长机械通气、ICU 住院时间、影响疾病预后。因此,重视、预防、减少发生尤为重要。正如本病例所示,导致 ICUAW 的高危因素包括脓毒性休克、ARDS、机械通气、多器官功能障碍、激素、肌松药使用等。应积极纠正休克,改善低氧血症,早期撤机,合理使用激素并把握肌松药使用适应证,应优化目标导向的镇痛镇静策略,强调镇痛优先,实施浅镇静。早期活动是改善 ICUAW 的有效措施,应每日评估并制订渐进性早期活动策略。除此之外,早期营养支持值得关注,尤其蛋白质摄入。电肌肉刺激(EMS)可能利于预防重症患者骨骼肌萎缩,尚待更多证据。

**参考文献**

[1] Bolton CF. Neuromuscular manifestations of critical illness. Muscle Nerve, 2005, 32(2):140-163.

[2] Latronico N, Bolton CF. Critical illness polyneuropathy and myopathy: a major cause of muscle weakness and paralysis. Lancet Neurol, 2011, 10(10):931-941.

[3] Goodman BP, Harper CM, Boon AJ. Prolonged compound muscle action potential duration in critical illness myopathy. Muscle Nerve, 2009, 40(6):1040-1042.

[4] Grimm A, Teschner U, Porzelius C, et al. Muscle ultrasound for early assessment of critical illness neuromyopathy in severe sepsis. Crit Care, 2013, 17(5):R227.

［5］Hermans G，De Jonghe B，Bruyninckx F，et al. Interventions for preventing critical illness polyneuropathy and critical illness myopathy. Cochrane Database Syst Rev，2014，1：CD006832.

# 病例 36

## 精神障碍伴肌肉强直

CHRISTOPHER L. KRAMER, MD, AND ALEJANDRO A. RABINSTEIN, MD

---

## 病例介绍

患者女性,56岁,被丈夫发现在家中倒地不醒就诊急诊。既往有精神分裂症病史,近两天神志障碍伴肌肉僵直,进行性加重。1个月前,抗精神分裂症药物从每日10 mg的奥氮平改为每日6 mg的利培酮,更换治疗方案后未见明显副作用。

入院时患者无发热,但有心动过速和肌肉过度紧张。她的左腿明显水肿,张力增高,足背动脉和胫动脉波动消失。经Foley导管导出红色尿液。神经系统查体:失语,但眼球能够跟踪物体活动,并间歇地遵嘱活动。除了手臂和腿部的轴向和双侧张力明显增高外,四肢表现出明显的弥漫性细颤和蜡样屈曲。实验室检查结果显示,中度白细胞增多,低钠血症、血浆渗透压正常,肌酸激酶(CK)水平显著升高(17 637 U/L),肌酐浓度正常,肌红蛋白尿阳性,乳酸0.3 mmol/L。头部和颈椎的CT结果未见异常。

该患者随后被送入重症监护室。疑似患有抗精神病药物恶性综合征(NMS)并伴有横纹肌溶解症、左腿骨筋膜室综合征。遂立即停用利培酮,并且每4小时给予静脉注射丹曲林60 mg治疗。积极补水并给予碳酸氢盐碱化尿液,这些治疗措施成功地防止了肌红蛋白尿、横纹肌溶解相关的急性肾小管坏死的发展。左下肢间隔室综合征经急诊手术评估,给予手术室进行筋膜切开术。

接下来的几天,患者的僵直程度和神经症状得到改善。逐渐过渡到口服溴隐亭2.5 mg/次,每日3次,持续10天。患者仅有轻微的发热和血压、心率的波动,不需要特殊治疗。CK慢慢恢复正常。低钠血症考虑与心因性烦渴有关,也慢慢得到改善。后续给予逐步临床康复治疗。

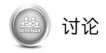 讨论

NMS 是一种罕见但可能致命的神经系统急症,与使用抗精神病药物或突然停用多巴胺能药物引起的中枢神经系统多巴胺耗竭有关。该疾病的主要临床特征包括运动症状(主要是肌肉强直)、运动功能减退性脑病、发热和自主神经功能障碍。

肌肉强直可导致血清 CK 急剧升高和横纹肌溶解。及时识别和避免突然中断抗多巴胺能药物,横纹肌溶解症的对症支持治疗,自主神经紊乱给予溴隐亭或丹曲林(或两者)治疗等诸多措施均可改善预后[1]。

在所有接受抗精神病药物治疗的患者中,NMS 发生率约 0.07%~2.2%[2]。它可使死亡率增加至 5%~20%。死亡率高低与自主神经功能障碍严重程度和非神经系统合并症的多少有关。传统上与典型抗精神病药的使用相关,该病症可能由非典型止吐药(例如,氯丙嗪、氟哌啶醇和甲氧氯普胺)和多巴胺能药物的突然撤药引起。

使 NMS 进展的危险因素包括:既往有 NMS 发作病史,高剂量神经安定药的使用,近期神经安定类药物的剂量突然增加,静脉使用抗精神病药,2 种或更多种神经安定药的联合使用,以及锂剂的使用。

NMS 最常发生在口服抗精神病药治疗的前 2 周内[1],但也可发生在单次剂量的精神安定药给药后或相同剂量的相同药物治疗多年后。NMS 进展通常经历 24~72 小时,并且有高达 82% 的患者出现部分综合征表现,其中 70% 的患者可以出现精神状态的改变[3]。因此,NMS 的初始呈现可能是非特异性的,并且对有风险患者的识别可能需要高水平的认知。初始鉴别诊断涉及面可能很广(表 36.1)。

铅管样强直是 NMS 最常见的临床表现。此外,还可以表现为震颤性运动迟缓或运动能力丧失,肌张力障碍或运动障碍,通常存在严重的发热(>41℃)。自主神经症状包括呼吸相关血压波动、发汗和心律失常。非神经系统并发症中,比较严重的包括横纹肌溶解症(少数有室间隔综合征[4])及其引发的肾功能衰竭、电解质紊乱、代谢性酸中毒、深静脉血栓形成和肺栓塞[1]。

治疗 NMS 的关键是规范用药和避免使用抗多巴胺能药物。支持性治疗包括积极控制体温、监测和治疗心律失常。应优先扩容或给予短效血管活性药小心维持血压,以避免大幅度波动。严重胸壁僵直和自主神经功能衰竭导致潮气量不足,进而导致呼吸衰竭的患者,则需要气管插管和机械通气[1]。必要时,用大量晶体液和尿碱化尿液治疗横纹肌溶解是预防或治疗肌红蛋白尿

相关肾衰竭的最重要方法。预防深静脉血栓形成很重要,因为肌肉强直和痉挛性瘫痪可能会增加下肢血栓形成的风险[1]。

用溴隐亭(一种中枢多巴胺受体激动剂)治疗可以改善 NMS 的预后,尽管因研究偏倚其疗效尚不明确。一旦治疗开始,药物应维持到症状消失后至少 10 天(使用长效剂则更长时间),然后逐渐减量。丹曲林(dantrolene)是一种肌松剂,可以在更严重的情况下添加,以减轻发烧和肌肉强直[1]。主要副作用包括肝毒性(使用丹曲林)和低血压(使用溴隐亭)。对于难治性病例,电惊厥疗法也已用于治疗 NMS。尽管这项疗法的疗效尚未在大型研究中得到证实,但可以明显改善症状并降低死亡率[5]。必要时,再次使用精神安定药应至症状消失后至少 2 周,并且应从较低剂量开始给药,并密切监测临床表现。

表 36.1 抗精神病药恶性综合征的鉴别诊断及鉴别临床特征

| 综合征 | 鉴别临床特征 |
| --- | --- |
| 抗精神病药恶性综合征 | 瞳孔正常,铅管样强直,运动减弱,反射不良,恍惚,缄默症,可能有紧张症特征,神经失调(可能严重) |
| 血清素综合征 | 瞳孔散大,运动机能亢奋及兴奋,反射亢进且腿部常显著僵硬,阵挛,腹泻 |
| 抗胆碱能剂中毒 | 瞳孔散大,红斑及黏膜干燥,便秘,尿潴留,无阵发性神经失调,兴奋 |
| 恶性高热 | 瞳孔正常,极度高热症,斑驳黏膜,"尸僵样"僵硬,反射减退,使用吸入麻醉药或琥珀酰胆碱 |
| 阵发性交感神经亢进 | 不定期瞳孔扩大,发汗,心动过速,高血压病,发热,明显与中枢神经系统损伤相关的肌张力障碍姿势 |
| 拟交感神经中毒 | 瞳孔散大,发汗,显著心动过速,较少发热症,兴奋 |
| 恶性紧张症 | 抗精神病药物用药前出现症状;症状出现前数周行为改变;舞蹈病样运动,蜡样屈曲,作态 |

这是一例应用抗精神病药物治疗后出现意识障碍、肌肉紧张、血红蛋白尿、CK 显著升高,诊断 NMS 并伴有横纹肌溶解症,及时停药并复苏、器官支持治疗后病情改善。该病例的演变迅速,合并间隔室综合征、横纹肌溶解、肾功能衰竭,虽然发生率低,但由于可危及生命,因此需要急诊与重症医生关注。作为神经系统急重症的 NMS,治疗

关键在于早期识别、及早停药、加强支持。重症患者需要呼吸支持、液体治疗、降温、维持血压等支持治疗。NMS 的发生与抗精神类药物的使用有关,与药物种类、剂量无明显特异性关系,但可能与药物种类、剂量、用法突然变化有关。应在采集病史时关注抗精神类药物的使用和用药过程,结合神经系统表现及时诊断,同时还需鉴别脑部器质性疾病、中枢神经系统感染、全身感染、破伤风等相关疾病。

**参考文献**

[1] Bhanushali MJ，Tuite PJ. The evaluation and management of patients with neuroleptic malignant syndrome. Neurol Clin，2004，22(2):389-411.

[2] Adnet P，Lestavel P，Krivosic-Horber R. Neuroleptic malignant syndrome. Br J Anaesth，2000，85(1):129-135.

[3] Velamoor VR，Norman RM，Caroff SN，et al. Progression of symptoms in neuroleptic malignant syndrome. J Nerv Ment Dis，1994，182(3):168-173.

[4] Schneider JM，Roger DJ，Uhl RL. Bilateral forearm compartment syndromes resulting from neuroleptic malignant syndrome. J Hand Surg Am，1996，21(2):287-289.

[5] Davis JM，Janicak PG，Sakkas P，et al. Electroconvulsive therapy in the treatment of the neuroleptic malignant syndrome. Convuls Ther，1991，7(2):111-120.

# 病例 37

## 药物过量

ARJUN GUPTA,MBBS,AND SAHIL KHANNA,MBBS

## 病例介绍

患者男性,29 岁,右上腹部疼痛伴恶心 1 天。既往慢性酒精性胰腺炎,远端胰腺切除手术史,双相情感障碍,癫痫发作并使用多种药物控制。目前口服胰脂肪酶、依他普仑和奥卡西平,否认酒精或药物滥用史。

查体:低血压(血压 80/30 mmHg)、心动过速、无发热。伴黄疸、易怒和营养不良,腹部有压痛,无慢性肝病相关的皮疹。实验室检查:代谢性酸中毒,阴离子间隙及乳酸增高;白细胞计数升高($15 \times 10^9$/L),肌酐国际标准化比值(INR)4.3;胆红素 1.5 mg/dL;天冬氨酸氨基转移酶(AST)1 350 U/L,丙氨酸氨基转移酶(ALT)1 240 U/L,葡萄糖 45 mg/dL,脂肪酶在正常参考范围内。

腹部 CT 显示小肠梗阻,肝脏解剖结构未见明显异常。给予盐水及葡萄糖溶液扩容,并静脉注射万古霉素和哌拉西林-他唑巴坦,转入重症监护室。鉴别诊断包括继发于脓毒症的急性肝衰竭、休克肝、药物性肝脏损伤或肝中毒、病毒性肝炎和自身免疫性肝炎。

患者病情在接下来的 6 个小时内迅速恶化,随着病程的进展,出现嗜睡、定向力障碍、黄疸加重。鉴于患者处于昏迷状态,考虑气道保护而行气管插管和镇静治疗。实验室检查显示 INR 6.1(即使在给予新鲜冷冻血浆和维生素 K 后仍有增加),AST 6 300 U/L, ALT 3 350 U/L,胆红素 42 mg/dL,血小板减少(血小板计数 $29 \times 10^9$/L),血氨 193 mmol/L。针对脓毒症,抗菌药物采用广谱抗生素联合,包括两性霉素 B、阿昔洛韦、左氧氟沙星和多西环素。

头部 CT、血液和尿液培养,胸部放射性病毒性肝炎标记物和尿液毒理学筛查均为阴性,但阿片类药物检验呈阳性。血清单羟基卡马西平水平在有效范围内。3 小时后测量的血清对乙酰氨基酚水平升高(46 μg/mL,治疗范围随着摄入后的时间而变化,但是在第4小时达到峰值后水平急剧下降);血清水杨酸盐和渗透压差距值正常。自身免疫标志物和血清铜蓝蛋白的水平正常,腹部超声检查显示肝脏回声及其血管正常。对疱疹病毒、真菌和蜱传疾病的抗体检测结果也是阴性的。

诊断为对乙酰氨基酚引发的继发性急性肝衰竭,给予140 mg/kg的负荷剂量并持续72小时的N-乙酰半胱氨酸(NAC)方案治疗。家属发现家中少了75片羟考酮-对乙酰氨基酚(每片含羟考酮5 mg、对乙酰氨基酚325 mg),相当于对乙酰氨基酚含量超过24 g,具体丢失时间无法明确。

继续给予利福昔明和乳果糖治疗肝性脑病,颅内压监测器显示压力在正常范围下限,偶有一次升高至28 mmHg,单次推注甘露醇后好转。考虑进行肝移植,患者用分子吸附再循环系统(MARS, Gambro)治疗2天。患者在接受该治疗并接受NAC治疗后,神经系统状态迅速恢复到平时水平,并且肝酶在6天内恢复到正常水平,临床治疗效果显著。请精神病专家会诊,并给予相应治疗后出院。

 # 讨论

对乙酰氨基酚过量是美国毒物控制中心报告的最常见的药物中毒,并且是西方世界急性肝功能衰竭的最常见原因[1],对乙酰氨基酚是几种非处方药和处方药的成分。可能被有意或无意地过量服用。肝酶显著升高应行鉴别诊断。治疗包括早期识别,支持性治疗,去除未吸收药物,及时给予解毒剂,并转诊至肝移植中心[1]。

当肝酶水平高于1 000 U/L时,诊断需要鉴别急性病毒感染、缺血、对乙酰氨基酚和其他药物或毒素中毒,包括少数自身免疫性肝炎、肝豆状核变性和妊娠期急性脂肪肝。所有急性肝功能衰竭伴转氨酶升高(>1 000 U/L)者及可疑对乙酰氨基酚接触者,均需监测对乙酰氨基酚类药物服用史及血清对乙酰氨基酚水平。对乙酰氨基酚的毒性是剂量依赖性的,每天摄入少于4克很少引起急性中毒,但由于年龄、营养状况不良、慢性肝病、充血、酒精摄入和诱导的肝细胞色素P450系统,毒性阈值可能较低。

在最初的24小时内症状可能很轻微,仅有恶心呕吐和不适(第1阶段)。接下来的72小时内的变化是显著的,肝功能障碍迅速恶化伴多器官衰竭,但临床改善的表现完全不一致(第2和第3阶段)。第4阶段,存活患者通常在2周内恢复。

了解对乙酰氨基酚摄入的时间对于追踪患者症状,估算药物水平和制订治疗方案非常重要。最初 4 小时内如果患者有意识,可以使用活性炭除去未吸收的药物。在摄取后 4～24 小时测量血清对乙酰氨基酚水平,则可以使用列线图来确定 NAC 治疗方案。如果摄取时间未知,摄入已经超过 24 小时,或者患者多次口服,则列线图无效。若患者伴有合成功能障碍和脑病进行性恶化,应该考虑尽早转诊到肝脏移植中心,但尚无精确的标准来确定何时进行[2]。

本例患者通过初步治疗,病情稍稳定即可转入 ICU 以进一步治疗急性肝功能衰竭。高水平的转氨酶(>1 000 U/L)有助于显著缩小鉴别诊断范围,并引起对乙酰氨基酚中毒的警觉。广谱抗菌治疗的应用指征为患者的表现符合全身炎症反应综合征的标准。当所有培养和微生物学结果均为阴性后方可停用抗生素。对于摄入对乙酰氨基酚时间远大于 4 小时者,活性炭基本无效。尽管 8 小时内给予 NAC 效果最佳,但它在任何时候都是有益的,只要存在过量服用对乙酰氨基酚的可能性时都应该给予 NAC[3]。本例患者有摄入史、转氨酶水平升高和肝功能衰竭。

这是一例对乙酰氨基酚引起的药物性肝损伤典型案例。年轻患者,以腹痛起病,迅速出现低血压、白细胞升高、乳酸升高、代谢性酸中毒、肝功能异常,并出现昏迷。需要鉴别重症感染、脓毒性休克、药物中毒、代谢性或中毒性脑病,以及淋巴瘤、免疫系统疾病等。仔细了解病史、药物使用史与疾病演变十分重要。药物性肝损伤在重症病房中较为常见,程度不一。关键是早鉴别,早处理。药物清除和代谢取决于肝酶活性和药代学特点。暴发性肝衰起病急,病情发展迅猛,临床表现多样,可导致凝血功能障碍、脑水肿,出现出血、昏迷甚至死亡。早期识别,活性炭吸附尚未吸收的药物,N-乙酰半胱氨酸药物治疗,器官支持,防治可能的并发症,人工肝治疗可帮助患者度过危险期,必要时行肝脏移植。

**参考文献**

[1] Lee WM, Squires RH, Jr, Nyberg SL, et al. Acute liver failure: summary of a workshop. Hepatology, 2008, 47(4):1401 – 1415.

[2] Brok J, Buckley N, Gluud C. Interventions for paracetamol (acetaminophen) overdose. Cochrane Database Syst Rev, 2006(2):CD003328.

[3] Iqbal M, Cash WJ, Sarwar S, McCormick PA. Paracetamol overdose: the liver unit perspective. Ir J Med Sci, 2012, 181(3):439 – 443.

# 病例 38

## 非同寻常的脑病

RUDY M. TEDJA,DO,AND TENG MOUA,MD

## 病例介绍

患者男性,48 岁,因腹部及下肢肿胀加剧就诊。该患者酗酒,就诊前一日曾饮酒。已知病史包括酒精性肝硬化,终末期肝病模型(MELD)评分 21 分,且存在相关的食管静脉曲张。腹部超声检查未发现腹水。入院第 2 日,出现呕血及低血压,因此患者被转入重症监护室(ICU)以进行紧急食管胃十二指肠镜检查(EGD)。其后行插管以保护气道。插管时使用依托咪酯,给予异丙酚和芬太尼进行中度镇静。镜检发现,食道中段三分之一和下三分之一多发性静脉曲张,大者超过 5 mm,全部进行套扎术治疗。静脉注射奥曲肽,并给予质子泵抑制剂。同时进行多种血制品输注。

经过治疗后,患者血流动力学稳定,解除镇定,然而几小时后,患者出现昏迷。查体,患者为去大脑姿势伴下肢强直、反射亢进、肌阵挛,以及左侧巴宾斯基征阳性。头部计算机断层扫描(CT)显示无颅内出血或脑水肿。脑电图显示重度弥漫性异常,基本节律慢化,无癫痫样放电。无明显电解质异常,血清肌酐及血糖数值位于参考区间内,血氨水平升高(105 $\mu$mol/L)。

患者发热(38.2 ℃),血液培养结果呈轻型链球菌阳性,行头孢曲松治疗,随后血液培养呈阴性。经鼻胃管给予乳果糖,然而积极治疗用到最大剂量,促进排便,效果差,行乳果糖灌肠。

24 小时后,患者强直去大脑姿势已有改善,但仍无反应。胃肠病医生考虑到静脉曲张再出血的高风险,建议予以经颈静脉肝内门体分流术(TIPS)治疗。积极乳果糖治疗持续到 ICU 第 7 日,患者精神状态出现改善,随后于 ICU 第 8 日拔管且无并发症。

## 讨论

肝性脑病作为一种神经精神异常,在肝功能障碍的患者,尤其是晚期肝硬化患者中并不鲜见。门体静脉分流是其病因,且从反常睡眠模式到嗜睡和深度昏迷,呈现多种症状。

传统意义上,肝性脑病的严重程度可分为 4 个级别(1~4)以表示意识和反应能力的恶化程度。第 1 级表现为轻度认知变化;第 2 级为嗜睡和中度迷惑;第 3 级表现为清醒查体时出现显著迷惑语无伦次,过度嗜睡;第 4 级表现为昏迷[1]。严重肝性脑病中,神经运动障碍也表现为不同形式,从扑翼样震颤到运动迟缓以及反射亢进。总体上神经系统症状是对称的,但它们也可能呈局部性。

去大脑或去皮层姿势较罕见,但也曾见于文献[2-3]。一般来说,去大脑和去皮层姿势是由于缺血或皮层下脑区的结构损伤导致,通常指向更恶性,伴局部性损伤以及不可逆的病程。去大脑姿态通常发生于第 4 级脑病患者,提示患者存在危重症且预后较差。

然而这些肝性脑病结果的病理生理机制仍不明确。一项先行研究提示可能与该类肝病患者脑干结构有关,然而该假设仍是理论性的,且需要进一步研究[4]。本例中患者出现了短暂性的去大脑姿势伴左侧局部性巴宾斯基征,且于 24 小时内恢复。即刻行头部 CT 扫描未发现颅内异常。当发生强直时,应该立即以适当的影像学检测排除可能存在的结构异常,因为尽早进行手术及药物干预可解除性命之危。本例中患者在接受支持治疗 5 日后康复。肝性脑病的原因可能是急性感染、静脉曲张出血,以及之后 TIPS 手术的综合影响。

去大脑姿势不常见于肝硬化及肝性脑病患者。对缺血或结构性颅内异常的评估应立即实施,以便确定继发原因,尽早进行手术和药物干预,这也许能挽救患者生命。肝性脑病患者的去大脑姿势病理生理机制并不明确,但对潜在脑病给予积极治疗可扭转其症状。

肝性脑病由急、慢性肝功能衰竭或各种门体分流引起，以代谢紊乱为基础，大多数表现为认知障碍、性格改变、扑翼样症状、神经肌肉功能受损，甚至昏迷。本例患者出现去皮质或去大脑强直，临床少见，是严重肝性脑病神经运动障碍的一种，因此，需要提高认识，并加以警惕。应及时通过头颅影像学、生化检查等手段排除颅内器质性病变、代谢障碍等。肝性脑病一般情况下是可逆的过程，因此，原发病的治疗非常关键。预防为先，急性感染、消化道出血、水电解质与酸碱紊乱、分流手术可能是诱发肝性脑病的因素，应予以重视。

**参考文献**

[1] Ferenci P，Lockwood A，Mullen K，et al. Hepatic encephalopathy：definition，nomenclature，diagnosis，and quantification：final report of the working party at the 11th World Congresses of Gastroenterology，Vienna，1998. Hepatology，2002，35(3):716-721.

[2] Wehbe E，Saad D，Delgado F，et al. Reversible hepatic decerebration：a case report and review of the literature. Eur J Gastroenterol Hepatol，2010，22(6):759-760.

[3] Conomy JP，Swash M. Reversible decerebrate and decorticate postures in hepatic coma. N Engl J Med，1968，278(16):876-879.

[4] Juneja I，Yovic A. Hepatic decerebration. Neurology，1972，22(5):537-539.

# 病例 39

## 脑死亡

DEREDDI RAJA 3.REDDY,MD,SUDHIR V. DATAR , MBBS,AND EELCO F. M. WJJDICKS,MD,PHD

## 病例介绍

患者女性,46 岁,院外突发心脏骤停进行了 15 min 心肺复苏后被送入重症监护室。既往病史为糖尿病,终末期肾病长期血液透析治疗,冠状动脉三支病变旁路移植手术史。入院后患者中心体温 33 ℃,有酸中毒(pH 6.8)及高钾血症(钾 6.9 mmol/L)。给予紧急透析以纠正酸中毒及高钾血症。给予肾上腺素和多巴酚丁胺输注以维持收缩压大于 100 mmHg。未给予任何镇静药物。脑部 CT 表现与弥漫性缺氧缺血损伤相一致的特征:灰质白质间分界丧失,弥漫性脑水肿伴脑沟和基底池完全消失。次日早晨,在无环境干扰下,患者神经学检查显示脑干反射消失(瞳孔光反射、角膜反射、头眼反射、眼前庭反射、咽反射以及咳嗽反射消失),且对疼痛无运动反应。给予 100% 预吸氧后,进行一次呼吸暂停试验。切断呼吸机后,氧气以 6 L/min 经气管插管中的小插管于隆突水平送入。患者 $PCO_2$ 基准线为 37 mmHg,体温 37 ℃。呼吸暂停试验 8 min 后,$PCO_2$ 提高到 61 mmHg,无自主性呼吸。患者达到脑死亡标准。

 讨论

因为主要破坏性病变而造成失去全部临床脑功能体征(包括脑干功能)的深度昏迷患者应与其他昏迷患者做明确区分。当发生难治灾难性神经结构损伤时,评估不可逆的标准为运动反应丧失、全部脑干反射消失以及呼吸暂停后的二氧化碳测试[1]。恶性缺血性梗死、颅内出血、重度颅脑创伤以及动脉瘤性蛛网膜下腔出血是几种常见病因[2]。多数患者在发生此类损伤后不会

变为脑死亡,因此应仔细检查可能影响的因素以防止误判。临床实践中,神经学专家、神经外科医师,以及重症护理人员经常要做出相关判断[3]。美国神经病学学会基于对现有证据材料的充分考察,发布了用来判断脑死亡的指导准则[1]。

临床检查是判断脑死亡的基础,而呼吸暂停测试构成了其中的重要部分。然而在进行脑死亡检查前,临床医师应当区分判断其原因是否不可逆以及是否排除了混淆因素[3](表39.1)。

如果怀疑存在药物或麻醉造成中枢神经系统抑制的情况,应等待充足的时间(大约5个半衰期)以便药物排出(如患者有正常肝功能及肾功能)。血清及尿液药物筛查也应考虑。药物的代谢可能因为治疗性低体温及低血压相关的肝功能异常而延迟。也应及时纠正所有会影响意识清醒的电解质紊乱、酸碱失衡及内分泌紊乱。为进行可信的神经学检查,患者的体温应高于36 ℃且收缩期血压应高于100 mmHg。临床检查应显示所有反应皆无。有害刺激不能产生任何运动反应、睁眼、眼部移动,除了偶尔发生脊髓介导的反射。

### 表39.1  确定脑死亡的检查事项

**前提条件(需全部检查)**

昏迷不可逆且原因已知

神经影像学能解释昏迷

无CNS药物抑制(如必要,行毒理学筛查;如曾给予巴比妥类,血清水平需 <10 mcg/mL)

无证据支持存在麻醉(如曾行麻醉,进行电刺激)

无严重的酸碱、电解质或内分泌紊乱

体温正常或轻度高温(核心体温>36 ℃)

收缩期血压≥100 mmHg

无自主呼吸

**检查(需全部检查)**

无瞳孔对光反射

无角膜反射

无头眼反射(仅在颈椎完好时测试)

无眼前庭反射

对眶上神经和颞颌关节进行有害刺激时无面部运动

无咽反射

气管抽吸时无咳嗽反射

对全部四肢进行有害刺激时无运动反应(可出现脊髓介导的反射)

**呼吸暂停测试(需全部检查)**

患者血流动力学稳定

调整呼吸机以使血碳酸正常($PaCO_2$ 34~45 mmHg)

以100% $FiO_2$ 预给氧超过10分钟,$PaCO_2$>200 mmHg

5 cmH$_2$O PEEP 充氧良好

以吸引导管于隆突水平送入 6 L/min 氧气或以 T 管给予 10 cmH$_2$O CPAP

中断呼吸机

无自主呼吸

动脉血气于 8~10 min 枯竭;重新接入呼吸机后 PCO$_2$≥60 mmHg 或高于正常
基准线 20 mmHg。

或呼吸暂停测试终止

**辅助测试(仅需其中 1 项;仅当在临床检查由于患者情况无法全部进行或呼吸暂停测试没有给出决定性结论或终止时进行)**

脑血管造影术

锝-99m 标记的六甲基丙二胺肟($^{99m}$Tc-HMPAO)单光子发射计算机断层扫描

脑电描记术

经颅多普勒超声

---

缩写:CNS,中枢神经系统;CPAP,连续性气道正压;FiO$_2$,吸入气中氧浓度分数;PEEP,呼吸末正压。

摘自 Wijdicks 等[1]。已取得许可。

脑干反射检查应显示瞳孔光反射、角膜反射、头眼反射,以及眼前庭反射(双耳冷水)全部消失;面部对有害刺激无运动反应;无咽反射或咳嗽反射。当怀疑颈椎损伤时,无法检查头眼反射;存在于耳道内的血液或耵聍也会让冷水无法到达鼓膜,从而影响眼前庭反射的检查。咳嗽反射可用气管抽吸时的咳嗽反应进行判断,是可靠的。导管应经气管置入至隆突水平并进行 1~2 次抽吸[1]。呼吸暂停测试的基本原理为诱导代谢性酸中毒及脑脊液酸中毒,刺激延髓化学感受器。在美国,PaCO$_2$ 60 mmHg 或高于正常基准线 20 mmHg 为判断无呼吸动力的阈值。

先决条件满足且排除混淆因素后,临床医师可进行呼吸暂停测试并使用氧扩散法,其为首选方法,且操作非常简单[4]。

本例患者既往有糖尿病、CKD、冠状动脉三支病变等基础疾病,在院外 CPR 15 min 后转入。在进一步给予生命支持、纠正电解质与内环境紊乱等治疗的同时,需要对患者神经系统功能进行评定。确认脑死亡首先需要明确昏迷原因,需排除各种原因导致的可逆性昏迷,例如低温、中毒、电解质紊乱和代谢障碍等。如同本例 CPR 后患者,需要在进一步纠正可逆因素、停止一切镇静镇痛药物后进行评定。脑死亡判定分为三个步骤，即临床判定、确认试验和自主呼吸激发试验。三个步骤缺一不可，药物停用时间都有要求，符合判定标准者仍需间隔12 h以上再次重复判定。脑死亡的判定各个国家有不同的标准，中国也于2013年制定了《中国脑死亡判定标准与技术规范》。

**参考文献**

［1］ Wijdicks EF，Varelas PN，Gronseth GS，et al. Evidence-based guideline update：determining brain death in adults：report of the Quality Standards Subcommittee of the American Academy of Neurology. Neurology，2010，74(23)：1911 - 1918.

［2］ Wijdicks EF. The diagnosis of brain death. N Engl J Med，2001，344(16)：1215 - 1221.

［3］ Wijdicks EFM. Brain death. 2nd ed. Oxford：Oxford University Press，2011.

［4］ Datar S，Fugate J，Rabinstein A，et al. Completing the apnea test：decline in complications. Neurocrit Care，2014，21(3)：392 - 396.

# 病例 40

## 体外膜肺氧合治疗急性呼吸窘迫综合征

KELLY A. AWCUTT, MD, CRAIG E. DANIELS, MD, AND GREGORY J. SCHEARS, MD

### 病例介绍

患者男性,31岁,因"呼吸急促一周"被转至另一家医院,有非刺激性咳嗽,伴头痛、发冷、乏力。患者没有进行实验室检查和影像学评估,患者于发病前一天失业,并被诊断为一氧化碳中毒,在去看望一位朋友而开车数小时后,突发急性呼吸困难,被送至当地急诊室就诊。发现患者有缺氧性呼吸衰竭和心动过缓。胸部 X 线显示弥漫性双肺浸润影。气管插管后,在转运至接收医院 ICU 过程中,发现患者严重缺氧(外周氧饱和度约为 50%)和血液(动脉血气 pH 6.9),在 8~12 min 的心脏生命支持后,自主循环恢复。

到达接收医院后,尽管进行了积极的处理,患者仍然缺氧。超声心动图显示左心室收缩功能低于正常,射血分数为 0%~55%,右心室运动功能中度减退,右心房压力升高 20 mmHg,无心内分流,无明显瓣膜病变。其难治性低氧血症的心脏评估显示病情无可逆性后,患者接受体外膜肺氧合(ECMO)插管,双腔 ECMO 放置在右颈内静脉,开始静脉-静脉(VV)ECMO。然后他被转移到区域 ECMO 中心进行进一步护理。

在进入 ECMO 中心时,发现患者有黏液性水肿,包括体温过低、心动过缓、胫前和眶周水肿、眉毛和体毛减少。患者接受静脉注射甲状腺激素和类固醇替代疗法。此外,患者有新出现的、严重的左心室功能障碍,射血分数为 22%,并且注意到 ECMO 导管异位,导管进入右心室。因此,在手术室中,ECMO 从 VV - ECMO 转换为静脉-动脉(VA -)ECMO。

对患者进行了全面的评估,包括临床检查、影像学和实验室评估,以确定其严重缺氧性呼吸衰竭和急性呼吸窘迫综合征(ARDS)的根本原因。在收到并查看患者的医疗记录后,医疗团队发现患者有甲状腺消融的既往病史,有不依赖激素替代治疗的病史;这些信息解释了他的黏液性水肿昏迷。最终,患者被诊断为军团菌肺炎、ARDS、军团菌血流感染、黏液性水肿昏迷和需要肾脏替代治疗的急性肾损伤。

患者继续接受 ECMO 治疗 21 天后，接受了支持治疗，甲状腺替代治疗和 21 天的针对军团菌肺炎和军团菌血液感染的左氧氟沙星治疗。ECMO 拔管并顺利撤机后，随着对镇静剂或催眠剂的需求减少，发现患者有严重的脑病。并且在神经病学专家评估下，被诊断为缺氧性脑损伤，病情无可逆性。

患者在入院后约 55 天从医院出院至急性康复医院。出院时，患者不再需要透析，可以独立行走。

 # 讨论

体外生命支持（ECLS）旨在临时提供机械心肺支持。ECMO 是手术室外最常用的 ECLS 技术，可为患者提供数天至数周的支持。对于新生儿和儿童，ECMO 的优势已经得到充分证实，并被广泛接受。从历史上看，成人并非如此，但近年来，对于急性呼吸衰竭，包括 ARDS 的成人患者，ECMO 的应用已经增多[1-2]。有几个因素促成了成人 ARDS 患者中 ECMO 应用的增多，包括：改善电路的生物相容性，从而最大限度地减少了不良事件；临床试验数据，提供生存获益的证据［常规通气或 ECMO 治疗严重成人呼吸衰竭（CESAR 试验）；临床经验显示 2009 年 H1N1 流感病毒的大流行期间获益；以及作为一种替代救援策略减少高频振荡通气治疗的使用，因为已有试验表明高频振荡通气治疗会带来伤害［ARDS 治疗早期振荡（OSCILLATE）试验；ARDS 振荡（OSCAR）研究][3]。

对于患有急性呼吸衰竭的成人，ECMO 的使用越来越普遍，但所有重症监护人员需要对患者的适应证、并发症和当前结果有基本的了解。危重病学专家必须准备好与家人一起参与知情讨论，提供适当和及时的护理，并转诊可能受益于 ECMO 的患者。

此例患者是需要考虑 ECMO 的急性呼吸衰竭患者的实例。表 40.1 提供了有关 ECMO 使用的进一步细节。

可以针对患有原发性心脏病或呼吸衰竭的患者启动 ECMO。在开始 ECMO 之前必须考虑到有恢复的可能性，因为大多数接受 ECMO 的患者应该具有可逆的疾病过程并且具有合理的恢复机会。因此，在没有禁忌证的情况下，预估死亡风险高于 50% 时，建议考虑使用 ECMO。预估死亡风险超过 80% 为行 ECMO 的指征。此外，在插管前，建议与家人讨论 ECMO 的持续时间[4-5]。

启动 ECMO 时的两种主要转流模式是 VV‐ECMO(用于单纯的呼吸衰竭)和 VA‐ECMO(可提供完全的心肺支持)。根据工作原理,ECMO 可以为患者提供救生氧合,去除二氧化碳和改善灌注,此外,该设备还为串联超滤或连续肾脏替代治疗(或两者)提供了可能性。

表 40.1　重症成人中 ECMO(VV 或 VA)的适应证、禁忌证和常见并发症

| 潜在适应证 | 相关禁忌证 | 可能的并发症 |
|---|---|---|
| 心源性休克 | 年龄>65 岁<br>插管前机械通气>7 天 | 卒中(出血多见)<br>出血(给予肝素使用) |
| 心脏移植前 | 不可恢复的合并症(中枢神经系统出血、广泛恶性肿瘤、严重的中枢神经系统损害) | 下肢缺血<br>(VA‐ECMO 更常见) |
| 原发移植失败(心脏或肺部) | 严重免疫功能失调 | 气胸 |
| 急性呼吸衰竭或 ARDS | | 心包填塞感染 |

体外膜氧合没有绝对的禁忌证。缩写:ARDS,急性呼吸压力综合征;CNS,中枢神经;ECMO,体外膜氧合;VA,动脉-静脉;VV,静脉-静脉

接受 ECMO 治疗的患者本身具有的较高的发病率和死亡风险,因为 ECMO 通常被用于常规治疗方法失败后需要挽救且预估死亡率高的患者。尽管存在这些因素以及接受 ECMO 治疗的固有风险,但现有的报告中因各类原因接受 ECMO 的成年患者的存活率大于 50%,2009 年接受 ECMO 治疗的 H1N1 流感患者存活率高达 75%。

　　这是一例社区获得性军团菌肺炎、军团菌血流感染、ARDS、AKI、急性心功能衰竭的患者,因急性严重缺氧实施体外生命支持治疗(ECLS),并由 VV‐ECMO 转换为 VA‐ECMO 治疗,患者最终得以成功救治。ECMO 作为一种有效的呼吸支持手段,已广泛用于重症呼吸衰竭的救治,在显著改善氧合及通气的同时,也使肺得以休息,并降低进一步肺损伤的风险,为原发病的治疗和肺的修复赢得了时间。VV‐ECMO 置管位置很重要,若置管不当,严重时可引起右心衰竭,置管后应确认位置。本病例中重症肺炎合并急性心肌抑制,由 VV‐ECMO 转换为 VA‐ECMO 治疗是本例治疗成功的关键。正确的疾病分析、危重度评估、时机的判断、良好的医患沟通都是临床医生值得学习与关注的。

## 参考文献

[1] Combes A，Bacchetta M，Brodie D，et al. Extracorporeal membrane oxygenation for respiratory failure in adults. Curr Opin Crit Care，2012,18(1):99 - 104.

[2] Combes A，Brechot N，Luyt CE，et al. What is the niche for extracorporeal membrane oxygenation in severe acute respiratory distress syndrome? Curr Opin Crit Care，2012，18(5): 527 - 532.

[3] Malhotra A，Drazen JM. High frequency oscilatory ventilation on shaky ground. N Engl J Med，2013，368(9):863 - 865.

[4] Anon. Extracorporal Life Support Organization. Ann Arbor: Extracorporal Life Support Organization，2014.

[5] Allen S，Holena D，Mccunn M，et al. A review of the fundamental principles and evidence base in the use of extracorporeal membrane oxygenation (ECMO) in critically ill adult patients. J Intensive Care Med，2011,26(1):1326.

# 病例 41

## 胸痛和呼吸窘迫

DAVID W. BARBARA, MD AND WILLIAM J. MAUERMANN, MD

　　患者女性，83 岁，既往有高血压和高脂血症病史，近 1 天胸痛，没有及时就医。次日早晨，因呼吸困难憋醒，立即被送往急诊室，继发肺水肿、低氧性呼吸衰竭。心电图显示窦性心动过速，且在 $V_1$ 至 $V_2$ 胸导联中有明显的 T 波。胸部 X 光片显示整个右肺和左肺基底部有浸润影[图 41.1(a) A]。冠脉检查显示较轻的冠状动脉疾病和严重的二尖瓣关闭不全。经主动脉内球囊泵进行经食管超声心动图检查显示左心室射血分数为 70%，严重二尖瓣关闭不全，P2 腱索撕裂[图 41.1(b) B]，右侧收缩期血液反流，但不累及左侧肺静脉。

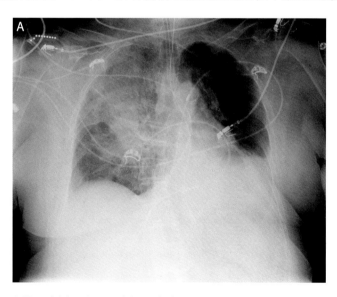

图 41.1(a)　急性二尖瓣反流。A，胸部 X 光片显示整个右肺和左肺基底部有肺浸润。

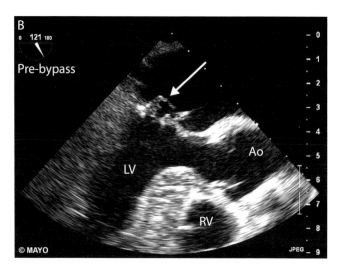

图 41.1(b) B,经食管超声心动图(食管中段长轴切面)显示连枷状 P2 扇叶(箭头)撕裂腱索。Ao,主动脉;LV,左心室;RV,右心室。

　　进行心脏手术沟通后,患者接受了二尖瓣修复的紧急手术。进行 P2 三尖瓣切除和瓣环成形术,仅有轻微的残余二尖瓣反流(MR)。由于肺栓塞,患者的术后病程延长,呼吸衰竭最终依靠气管插管,肾功能衰竭需要透析,但最终在术后第 48 天出院。随访经胸超声心动图显示左心室射血分数为 72%。

 ## 讨论

　　MR(二尖瓣反流)可分为急性或慢性两类。与先天性二尖瓣疾病相关的急性 MR 病因分为器质性或功能性[1]。器质性原因,如乳头肌断裂、腱索断裂或小叶穿孔,导致瓣膜结构缺陷。急性功能性 MR 由左心室的变化引起,包括急性发作的心肌病伴心室扩张或缺血,累及乳头肌及其邻近的心室壁。由于左心室和左心房没有足够的时间适应急性 MR,患者通常表现出与 MR 严重程度直接相关的血流动力学不稳定和症状。因此,急性严重 MR 需要外科紧急处理。

　　与先天性二尖瓣疾病相关的急性 MR 的具体引发原因包括心肌缺血、感染性心内膜炎、创伤、黏液性疾病、急性风湿热、自发性或特发性腱索断裂和急性非缺血性心肌病(例如,扩张型心肌病、围生期心肌病和 Tako-tsubo 心肌病)[1-2]。在急性 MR 中,左心室每搏输出量的很大一部分反流进入左心房。在慢性 MR 中,没有时间通过左心室扩张来补偿。因此,患者全身输出降低,左心房压力严重增加,导致肺水肿。当 MR 不合并心肌病(缺血性或非缺血性)时,左心室射血分数可能是高动力的,但由于 MR,全身灌注仍然很差。严重急性 MR 的临床表现是肺水肿和心源性休克快速发作,包括组织灌注不良和外周血管收缩。当患者患有较轻的急性 MR 时,症状可能不那么显著。

查体通常可以听到收缩期杂音和第三心音,但据报道高达 30% 的中度或重度 MR 患者没有听觉杂音[3]。缺乏 MR 特征性听诊结果可能是由于全身性低血压和左心房压力急剧升高导致左心室和左心房之间的压力梯度降低。虽然心电图检查结果可能显示缺血性乳头肌断裂患者缺血,但部分患者心电图没有异常。慢性 MR 中常见的左心房扩大和房性心律失常通常不出现于急性 MR。胸部 X 光片通常显示双侧肺水肿,心脏大小正常;然而,如本例患者所见,多达 25% 的患者肺水肿可能是单侧的[4-5]。超声心动图有助于明确急性 MR 的诊断和发生机制。当经胸超声心动图成像不充分时,经食管超声心动图可以提供了更好的成像。虽然不适用于所有患有急性 MR 的患者,但当心肌缺血被认为是 MR 的潜在机制时,是心脏导管插入被用于:① 定义冠状动脉解剖和动脉粥样硬化(并允许潜在的干预);② 评估接受器质性 MR 修复手术的有冠心病危险因素患者是否需要接受冠状动脉搭桥手术[1]。

在手术治疗之前,临床治疗旨在维持血流动力学稳定性,使用全身血管扩张剂减少后负荷,降低反流分数并增加全身心排血量[1-2]。面临缺血或心肌病时心室功能受到抑制,可以进一步改善心输出量。主动脉内球囊反搏降低后负荷,从而降低反流分数,并且还改善冠状动脉和全身灌注。主动脉内球囊反搏对患有心肌缺血或心肌病的急性 MR 患者可能特别有用[2]。尽管大多数患有严重急性 MR 的患者可能需要手术,但功能性 MR 的患者可能仅接受医学治疗即可。对于大多数患者,建议在血流动力学发生改变时进行早期手术干预。在可行的情况下,瓣膜修复优于置换[1-2]。

该例患者以胸痛、急性肺水肿、低氧血症为主要特征,经食道心脏超声提示腱索撕裂、二尖瓣关闭不全,诊断明确,手术治疗修复成功。该疾病由多种原因引起,常与心肌缺血、心肌疾病相关,急性严重者二尖瓣严重反流、心排血量降低、左心房压力急剧增高,导致严重血流动力学紊乱,危及生命。通过学习该病例,掌握迅速识别二尖瓣反流的方法,如心脏杂音听诊、超声心动图,特别是经食管超声心动图,良好的瓣膜成像有助于诊断,必要时心脏导管检查确定诊断,心导管在诊断方面有积极意义。治疗中实施 IABP 可降低后负荷,减少分流,改善心肌灌注,为尽早手术修复或瓣膜置换创造条件。

## 参考文献

［1］ Stout KK，Verrier ED. Acute valvular regurgitation. Circulation，2009，119（25）：3232 - 3241.

［2］ Mokadam NA，Stout KK，Verrier ED. Management of acute regurgitation in left-sided cardilac valves. Tex Heart Inst J，2011，38（1）：9 - 19.

［3］ Bursi E，Enriquez-Sarano M，Nkomo VT，et al. Heart failure and death after myocardial infarction in the community：the emerging role of mitral regurgitation. Circulation，2005，111（3）：295 - 301.

［4］ Warraich HJ，Bhatti UA，Shahul S，et al. Unilateral pulmonary edema secondary to mitral valve perforation. Circulation，2011，124（18）：1994 - 1995.

［5］ Attias D，Mansencal N，Auvert B，et al. Prevalence characteristics，and outcomes of patients presenting with cardiogenic unilateral pulmonary covalence edema. Circulation，2010，122（11）：1109 - 1115.

# 病例 42

## 门静脉积气

BRENDAN T WANTA. MD, ARUN SUBRAMANIAN, MBBS, AND MARK T. KEEGAN, MD

### 病例介绍

　　患者女性，70岁，患有复发性高分化卵巢癌（已经进行了减瘤手术和化疗），间歇性小肠梗阻和房颤，后因持续恶心、呕吐和腹泻数周入院。并因快速进展的呼吸衰竭被转到重症监护室，进行气管插管机械通气，以及液体复苏及升压治疗。实验室检查显示乳酸性酸中毒（乳酸 5.9 mmol/L，pH 7.17，碳酸氢盐 12 mmol/L），中性粒细胞减少，凝血功能障碍和急性肾损伤。急诊腹部 CT 显示肠壁积气（PI）和门静脉积气（图 42.1）。初步考虑存在急性肠缺血，继续进行控制性的液体复苏。由于患者入院前多脏器功能受损，预后不良以及家属愿望，虽然制订了手术方案但未实施。开始予保守治疗护理，患者不久后死亡。尸检结果显示内部肠疝粘连和脾静脉内大血栓。

 讨论

　　PI 是射线检查中发现的肠壁中的空气。接受影像学诊断的患者中，约有 0.37% 的患者检出 PI，并且在危重病人中 PI 更常见[1]。随着计算机断层扫描的频繁使用，PI 的报道越来越多[2]。

　　导致 PI 的原因多种多样，从轻度的到危及生命的，不一而足。重症护理人员需要根据情况区分出需行紧急外科手术的 PI 以及临床上不太危重的 PI（表 42.1）。

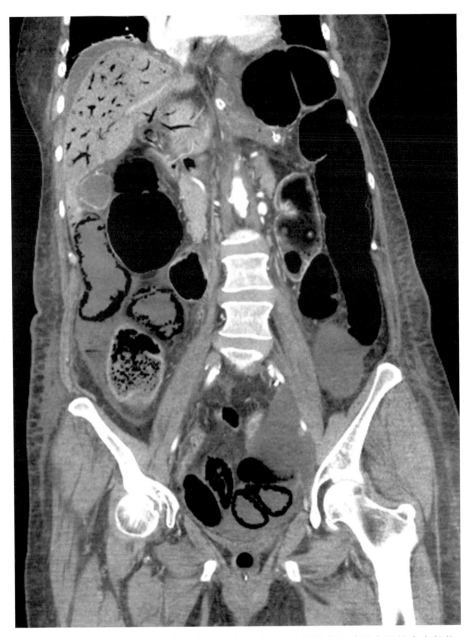

图 42.1　肠壁积气。腹部的计算机断层扫描显示弥漫的腹部病变涉及小肠的多个部位，肠系膜静脉积气和门静脉积气。

表 42.1　肠壁积气的病因学

| 危重程度低 | 危重程度高 |
| --- | --- |
| 胃肠道 | 肠坏死 |
| 　消化性溃疡病 | 　缺血或梗死 |
| 　炎症性肠病 | 　脓血症 |
| 　淀粉样变 | 摄入腐蚀性物质 |
| 医源性 | 肠梗阻 |
| 　内镜 | 肠扭转 |
| 　手术 | 　幽门狭窄 |
| 　硬化 | 　先天性巨结肠症 |
| 药理 | 医源性 |
| 　免疫治疗 | 　支架穿孔 |
| 　类固醇治疗 | 创伤 |
| 　化疗 | 　钝腹部外伤 |
| 肺的 | 　胸部创伤 |
| 　哮喘 | |
| 　慢性肺病 | |
| 　囊性纤维化 | |

PI 的确切发病机制尚未阐明,但目前提出了两个主要理论。第一个是机械模型理论,指气体在黏膜完整性丧失后(例如,胃溃疡),特别是在肠腔内压力增加的条件下(例如,肠扭转)通过肠壁解剖结构逸出[3]。第二理论,细菌模型,指细菌通过黏膜破裂处进入黏膜下层,随后产生气体[4]。实际上,发病机制可能与多种因素有关。当 PI 伴随可见的门静脉积气时,肠坏死存在的可能性大大增加并且可能接近 90%,因为肠坏死导致气体进入门静脉系统的导管[3-5]。在这种情况下,通常选择及时手术治疗。

这一例高龄、高分化卵巢癌晚期的患者,因肠梗阻、休克、呼吸衰竭、凝血功能障碍、AKI 入住 ICU,急诊腹部 CT 显示肠壁积气(PI)、门静脉积气,实施姑息治疗后离世。肠壁积气、门静脉积气常常是危及生命的征象,其发生机制为肠梗阻、肠扭转等导致肠道压力增加,肠道黏膜完整性丧失,或者肠道感染细菌经黏膜进入黏膜下层,随后产生的气体积聚肠壁,甚至气体进入门静脉系统。细致的读片、及时的识别十分重要,及时的手术干预可以明显改善预后。

## 参考文献

[1] Morris MS，Gee AC，Cho SD，et al. Management and outcome of pneumatosis intestinalis. Am Surg，2008，195(5)：679 - 682.

[2] Pieterse AS，Leong AS，Rowland R. The mucosal changes and pathogenesis of pneumatosis cystoides intestinalis. Hum Pathol，1985，16(7)：683 - 688.

[3] Yale CE，Etiology of pneumatosis cystoides intestinalis. Surg Clin North Am，1975，55(6)1297 - 1302.

[4] Pear BL. Pneumatosis intestinalis：a review，Radiology，1998，207(1)：13 - 19.

[5] Wiesner W，Mortele KJ，Glickman JN，et al. Pneumatosis intestinalis and portomesenteric venous gas in intestinal ischemia：correlation of CT findings with severity of ischemia and clinical outcome. AJR Am J Roentgenol，2001，177(6)：1319 - 1323.

# 病例 43

## 干细胞移植患者的急性呼吸衰竭

CHANNING C. TWYNER, MD, AND ARUN SUBRAMANIAN, MBBS

### 病例介绍

患者男性,59 岁,在接受自体干细胞移植(ASCT)治疗多发性骨髓瘤 9 天后出现中性粒细胞减少症、疲劳、皮疹和明显腹泻。患者入院时,有重度的中性粒细胞减少(白细胞计数为 $0.1 \times 10^9/L$)。进行感染检查,开始使用广谱抗菌药物和输血治疗,痰液和尿液培养结果均为阴性。胸部 X 线没有显示任何炎症浸润。在接下来的 4 天内,尽管患者的白细胞计数增加到 $1.3 \times 10^9/L$,但其临床状况开始恶化。患者呼吸困难,缺氧和少尿情况恶化,需要转入重症监护室(ICU)。便携式胸部 X 线检查显示新的双侧间质浸润(图 43.1)。在仔细考虑其他鉴别诊断后,进行了呼吸窘迫综合征(ARDS)的经验诊断,并开始高剂量的每日类固醇皮质激素冲击治疗。在接下来的一周内,临床和影像学快速改善,后患者改为口服皮质类固醇并逐渐减量。

 讨论

在化疗和 ASCT 调理后,造血干细胞开始形成中性粒细胞,外周血涂片可以证明。这一骨髓复原期称为中性粒细胞植入,定义为 ASCT 后连续 3 天或更多天的绝对中性粒细胞计数大于 $0.5 \times 10^9/L$。据推测,在这个阶段,"细胞因子风暴"可能会引发一系列症状,包括非感染性发热、皮疹、腹泻和毛细血管通透性增加[1]。这种"植入综合征"与呼吸衰竭风险增加有关,伴或不伴有多器官衰竭。如果在移植后 4～25 天内发生肺损伤(中位数:11 天),在排除感染和心源性原因的情况下,建议进行围植入期呼吸窘迫综合征(PERDS)诊断并给予皮质类固醇治疗[2]。

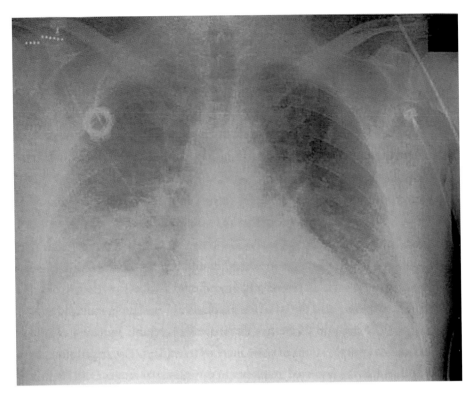

图 43.1　床旁胸片。患者在接受自体干细胞移植后 13 天出现急性呼吸困难和缺氧。

　　急性肺水肿的治疗方法应从病史和聚焦于肺水肿的非心源性和心源性原因的体格检查开始。充血性心力衰竭、急性心肌梗死、心脏瓣膜疾病和容量超负荷是心源性肺水肿的诱因。心源性诱因因心电图和经胸超声心动图特征不明显，以及心肌肌钙蛋白和脑钠尿肽的水平正常而被排除[3]。在排除心源性诱因后，应考虑由于毛细血管渗漏引起的非心源性诱因。非心源性肺水肿的鉴别诊断范围广泛，突显了病史和体格检查的重要性。

　　干细胞移植患者可能发生多种肺部并发症，因此识别与治疗反应相关的并发症十分重要。本案例说明除非患者因中性粒细胞植入后不久出现发热、皮疹、缺氧和毛细血管渗漏而被慎重诊断，否则 ARDS 很容易被忽视。及时皮质类固醇治疗可以帮助患者规避机械通气及过多检查，减少 ICU 停留时间，并且与骨髓移植的其他并发症相比，皮质类固醇治疗利大于弊。因诊断标准不统一，因此各种报道中的发病率范围为 7%～59%[4]。临床表现的相似性和诊断性试验的缺乏，给区分 ARDS 与干细胞移植患者中更常见的后遗症带来了挑战。必须排除感染性和非感染性原因（例如输血相关的急性肺损伤、输血相关的循环超负荷、心源性肺水肿、弥漫性肺泡出血和特发性肺炎综合征）[5]。

造血干细胞移植后肺部并发症的发生率高达25%～50%,值得识别并加以重视。由于移植前后2～3周骨髓处于极度抑制状态,外周血中性粒细胞极低,最易发生肺部感染,常见的病原菌包括细菌、巨细胞病毒、真菌、卡氏肺孢子虫等。非感染性的肺部并发症也需要重视,如弥漫性肺泡出血、特发性肺炎、植入综合征、闭塞性细支气管炎伴机化性肺炎等。

本例植入综合征在移植4天后迅速发生,并出现危及生命的低氧血症,诊断为围植入期呼吸窘迫综合征,激素治疗有效。通过学习,认识造血干细胞移植相关并发症,熟悉临床表现,识别肺部影像学征象,及早筛查病原体,鉴别心脏疾病,以作出早期明确诊断,并制订有效的治疗方案。

**参考文献**

[1] Capizzi SA,Kumar S, Huneke NE,et al. Peri-engraftment respiratory distress syndrome during autologous hematopoietic stem cell transplantation. Bone Marrow Transplant,2001,27(12):1299-1303.

[2] Afessa B,Peters SG. Noninfectious pneumonitis after blood and marrow transplant. Curr Opin Oncol,2008, 20(2):227-233.

[3] Ware LB,Matthay MA. Clinical practice:acute pulmonary edema. N Engl J Med, 2005, 353(26):2788-2796.

[4] Carreras E,Fernandez-aviles E,Silva L,et al. Engraftment syndrome after auto-sct: analysis of diagnostic criteria and risk factors in a large series from a single center. Bone Marrow Transplant,2010,45(9):1417-1422.

[5] Afessa B,Peters SG. Major complications following hematopoietic stem cell transplantation. Semin Respir Crit Care Med,2006,27(3):297-309.

# 病例 44

## 连枷胸

SUMEDHS. HOSKOTE, MBBS, JOHN C. O'HORO, MD, MPH, AND CRAIG E. DANIELS, MD

**病例介绍**

　　患者女性,60 岁,在院外心脏骤停,经过大约 30 分钟 CPR,自发循环恢复后转入冠心病监护室。该患者既往有乳腺癌病史(曾接受过双侧乳房切除术和化疗),因常染色体显性遗传性多囊肾病进行过肾移植术治疗,以及高血压病。患者血流动力学稳定后,接受了 24 小时亚低温治疗,以及芬太尼和咪达唑仑镇静。患者被发现患有急性肾损伤和脓毒性休克,因此接受了血管加压药、抗生素和持续肾脏替代治疗。

　　在第 3 天,患者慢慢恢复意识,但值得注意的是呼吸急促和人机通气不同步。动脉血气结果显示混合性呼吸和代谢性酸中毒,在体检时,患者嗜睡但能够遵循一些简单的命令。心脏听诊无异常,胸部检查双侧明显啰音。随着机械通气和自主呼吸试验(持续正气道压力 5 cmH$_2$O,压力支持通气 5 cmH$_2$O),胸腔前胸壁的胸骨段在吸气期间被观察到反常运动现象。腹部检查结果正常。胸部 CT 检查证实了连枷胸的临床诊断,双侧第 2 至第 9 肋骨骨折。患者有双侧胸腔积液、上肺浸润阴影,可能继发于吸入性肺炎,未发现肺挫伤。尽管镇痛充分,连枷胸导致自主呼吸试验失败。患者撤机策略包括增加呼气末正压(PEEP)和镇痛。然而,患者的神经功能不佳。没有采取进一步的积极措施,如硬膜外阻滞或手术肋骨固定。患者家属选择保守消极治疗措施,最终患者死亡。

 **讨论**

　　连枷胸是指由至少 3 根连续肋骨断裂引起的胸壁畸形,每根肋骨在 2 个

或以上位置断裂。在呼吸过程中,连枷胸可能发生反常的胸壁运动而引起或加剧呼吸衰竭:特征性体检结果是连枷部分在吸气期间向内移动并在呼气期间向外移动。连枷胸管理需要注意临床识别、机械通气、镇痛,以及在某些情况下手术固定。

连枷胸最常由外伤引起。随着心脏骤停复苏者增加,心肺复苏(CPR)导致的连枷胸越来越常见。CPR引起的损伤可以是单侧或双侧的,或者可能如此例患者涉及胸骨。连枷段产生严重的限制性通气缺陷,导致通气无效,伴随换气不足和高碳酸血症。当患者经历过CPR时,诊断连枷胸具有一定挑战性,因为他们经常昏迷或镇静,并且不能报告骨折肋骨上的疼痛或压痛。在实践中,体格检查结果可能是诊断的唯一线索,因为胸部X线检查通常会遗漏肋骨骨折[1]。胸壁反常运动是具有连枷胸特征性体格检查发现,发现创伤的外部迹象(包括捻伤和可触及的畸形)可进一步提供对诊断的支持。床边肺功能检测可用于评估呼吸衰竭的风险,包括吸气和呼气力量以及肺活量。

镇痛是连枷胸治疗的基石。通常给予静脉注射阿片类药物,并采取间歇性推注、输注或患者自控镇痛泵。然而,最近在临床中已停止单独使用阿片类药物,因为它们在高剂量时会产生许多副作用。放置硬膜外导管连续输注局部麻醉剂,或联合输注局部麻醉剂与阿片类药物已被证明优于静脉注射阿片类药物,目前是治疗伴有疼痛的连枷胸的标准方法[2]。局部麻醉剂与肋间神经阻滞剂也可联合用于较小的连枷段。

所有钝性胸部创伤患者中约有30%～75%发生肺挫伤,并且肺挫伤是胸部创伤和连枷胸患者发病和死亡的主要原因[3-4]。因此,所有患有连枷胸的患者必须排除肺挫伤,这两种情况基本上应该作为一种情况处理。东方创伤外科协会(Eastern Association for the Surgery of Trauma)建议对于患有连枷胸和潜在肺挫伤的患者不应该过度限制液体给药,而应根据需要用等渗晶体或胶体溶液进行复苏,以维持充分组织灌注的征象[4]。在患者充分复苏后,应该谨慎地避免不必要的液体给药[4]。不建议使用皮质类固醇治疗连枷胸或肺挫伤[4]。呼吸衰竭患者应接受机械通气(非侵入性或侵入性)支持以提供PEEP[3-4]。除了增加功能性残余容量和改善氧合作用外,提供适度水平的PEEP可使肺部在呼气时部分膨胀,从而使塌陷的部分发生膨胀。这种内部稳定策略与胸廓的外部(手术)固定或稳定不同。气道管理、促进分泌物清除和防止黏液堵塞在管理中也很重要。多学科团队的诊疗模式可以改善胸壁损伤的预后,应该在可行的情况下加以考虑[4]。

外科肋骨固定术是有争议的,并非普遍用于治疗连枷胸。最近的一项荟萃分析显示,接受手术治疗作为初始治疗的患者死亡率、住院时间、机械通气持续时间、气管切开术需求和肺炎发病率均有所降低(对于行保守治疗但肺功能仍不佳的连枷胸患者,可考虑手术固定)。

连枷胸的机械损伤也可能与血胸或气胸有关,可予放置胸管。对于有连枷胸并正在接受机械通气治疗的患者,预防性胸管插入的价值尚不确定。

> 心肺复苏术(CPR)常见的并发症包括多根多处肋骨骨折、胸壁血肿、肺挫伤、血气胸等,多根多处肋骨骨折时可出现连枷胸,导致反常呼吸运动,使肺活量、功能残气量减少,肺顺应性降低,出现严重呼吸困难、低氧血症,也可能引起纵隔摆动,影响或加重休克。本例患者在院外CPR后三天,意识有所改善时,发现呼吸窘迫并有呼吸机拮抗,CT证实肋骨骨折、连枷胸,提示意识障碍患者缺乏疼痛等主诉,不易及时发现并诊断,应引起重视。连枷胸的治疗强调充分镇痛,加强液体管理,保护性通气策略,必要时手术固定,特别需要关注是否同时存在肺挫伤、血气胸,并及时处理。

**参考文献**

[1] Lederer W, Mair D, Rabl W, et al. Frequency of rib and sternum fractures associated with out-of-hospital cardiopulmonary resuscitation is underestimated by conventional chest X-ray. Resuscitation, 2004, 60(2): 157 - 162.

[2] Bulger EM, Edwards T, Klotz P, et al. Epidural analgesia improves outcome after multiple rib fractures. Surgery, 2004, 136(2): 426 - 430.

[3] Dehghan N, de Mestral C, Mckee MD, et al. Flail chest injuries: a review of outcomes and treatment practices from the National Trauma Data Bank. Trauma Acute Care Surg, 2014, 76(2): 462 - 468.

[4] Simon B, Ebert J, Bokhari F, et al. Management of pulmonary contusion and flail chest: an Eastern Association for the Surgery of Trauma practice management guide-line. J Trauma Acute Care Surg, 2012, 73(5 Suppl 4): S351 - S361.

[5] Leinicke JA, Elmore L, Freeman BD, et al. Operative management of rib fractures in the setting of flail chest: a systematic review and meta-analysis. Ann Surg, 2013, 258(6):914 - 921.

# 病例 45

## 昏迷

MUHAMMAD A. RISHI, MBBS, SARAH J. LEE, MD, MPH, AND TENG MOUA, MD

---

### 病例介绍

患者男性，68 岁，3 周前因在疗养院坠楼导致复杂的髋臼–骨盆骨折，发生低血压后被送往急诊室。

入院前，患者因原因不明的慢性心包积液接受了心包穿刺术，以及复杂髋臼–骨盆骨折的牵引针位置固定。入院后在急诊室，患者被发现患有低血压，血红蛋白水平为 6.4 g/dL，血清钠水平为 134 mmol/L，皮下和盆腔内血肿增大，贫血加重。患者目前使用的药物包括美托洛尔、羟考酮和预防性依诺肝素。

经过红细胞、新鲜冰冻血浆和液体复苏，随后患者血流动力学稳定。行盆腔血管造影，显示没有造影剂活动性外渗。随后患者被收入重症监护室（ICU）进一步监护治疗。

在住院期间患者出现进行性嗜睡，在入住 ICU 的第 5 天变得呼之不应。腱反射减弱。其余检查结果无明显异常。患者嗜睡的鉴别诊断范围很广，包括心血管、结构、感染和毒性代谢原因。头颅 CT 未显示任何急性颅内病理特征。作为深度嗜睡检查的一部分，检查了血清促甲状腺激素水平，结果为 369.1 mIU/L（参考范围，0.5～44 mIU/L）。诊断为黏液性水肿昏迷，可能由急性失血性休克引起。给予甲状腺替代疗法[静脉注射三碘甲腺原氨酸（T3）和甲状腺素（T4）的组合]时，患者的症状显著改善。随后调查查明了未经治疗的甲状腺功能减退症的既往病史。

 讨论

黏液性水肿昏迷是严重甲状腺功能减退症的罕见表现。发病率为每年

每百万人口中 0.22 人患病[1]，最常见于有甲状腺功能减退症住院的老年女性患者。黏液性水肿昏迷是一种威胁生命的疾病[1]，而改善黏液性水肿昏迷患者的生存依赖于了解其发病机制并识别其临床表现，并进行早期和准确的诊断和干预。

黏液性水肿昏迷的典型临床表现是一种急性全身性疾病，叠加在先前未确诊或未治疗的甲状腺功能减退症上[2]。黏液性水肿昏迷的 2 个特征是体温过低（通常是重度，低达 26℃）和意识丧失。尽管存在严重感染，但患者可能无发热或体温过低。

尽管昏迷是典型的临床表现，但偏执狂、幻觉（黏液性水肿）、方向迷失或抑郁症也曾见报道。神经系统检查结果还可能包括共济失调和记忆力差，或可能失忆，脑电图显示由大脑代谢活动减少导致的低振幅、减少的 α 波活动。

低通气是由缺氧导致呼吸驱动减少和对高碳酸血症的通气反应降低的综合影响引起的。胸腔积液或腹水也可能减少每分通气量。插管后，患者通常需要长时间的机械通气。心源性休克和心律失常的风险也有所增加。已经报道了心包积液，其通常是隐匿的并且富含黏多糖。本例患者的心包积液可能与其严重的甲状腺功能减退症有关。通常描述的心电图检查结果包括低电压、心动过缓、扁平或倒置的 T 波、不同程度的心脏传导阻滞和 QT 间期增加。

由抗利尿激素和水利尿损害增加导致的低钠血症经常被报道。胃排泄异常、肠蠕动受损和麻痹性肠梗阻也有报道，通常认为是由黏多糖和肌层水肿渗入胃肠壁引起的。

获得性血管性血友病（1 型）和因子 V、Ⅶ、Ⅷ、Ⅸ 和 X 的合成减少会增加严重甲状腺功能减退症患者的出血风险。患者易并发严重感染，包括脓毒性休克，被认为是由中性粒细胞减少和细胞介导的反应降低引起的。血清促甲状腺素浓度的增加是诊断最重要的实验室证据。然而，严重的全身性疾病或使用血管加压药或皮质类固醇等药物治疗可能会降低促甲状腺激素水平，使得对检测结果的解释变得困难。

黏液性水肿昏迷是一种急症，需要采用多管齐下的方法[3]。呼吸衰竭很常见，因此气道管理至关重要。甲状腺替代治疗通常可以改善低血压，但患者最初可能需要液体复苏。低体温采用被动复温治疗，低钠血症可能需要用盐溶液仔细校正。相关问题，包括感染、充血性心力衰竭、糖尿病或高血压，也需要治疗。

没有来自临床研究的充足数据，对照试验难以进行，因此最佳的甲状腺替代策略未知。当单独给予 $T_4$ 时，血浆水平波动较小，但是它起效比 $T_3$ 慢。相对保守和合理的方法是提供 $T_4$ 和 $T_3$ 作为联合治疗。静脉推注 4 mg/kg 瘦体重(或 $200\sim300$ mg)$T_4$,然后在 24 小时后给予 100 mg。到第 3 天,剂量减少到每日维持剂量 50 mg。一旦患者能够口服,就可以使用口服途径。当给予初始剂量时,静脉推注 10 mg,每 $8\sim12$ 小时继续给予 10 mg,直至患者清醒并维持给予 $T_4$。随后,可以停用 $T_3$。

黏液性水肿昏迷患者预后不良[4],但随着重症监护的进步,死亡率已从之前的 $60\%\sim70\%$ 降至 $20\%\sim25\%$。严重的低体温和低血压是预后不良指标。

这是一位老年患者,因外伤骨折后出现休克、不明原因心包积液、贫血,并数天后嗜睡、意识障碍,实验室检查血清促甲状腺激素水平明显升高,提示甲状腺功能严重减退所致的黏液性水肿。这是一种危及生命的甲减危象,常见于老年女性,诱因包括感染、心血管事件、消化道出血、麻醉镇静药物使用、电解质紊乱等。黏液性水肿的两个主要的临床表现是昏迷、低体温,同时也可有低血压、低血糖、低钠血症、低氧血症等临床征象。甲状腺功能减退导致的细胞内 $T_3$ 显著减少是黏液性水肿昏迷以及多器官系统损害的基本病理基础。在收治年老、昏迷患者时应重视鉴别诊断,排除导致昏迷的其他原因,检查甲状腺功能指标,有效的治疗措施是甲状腺激素替代。

**参考文献**

[1] Rodriguez I, Fluiters E, Perez-Mendez LF, et al. Factors associated with mortality of patients with myxoedema coma: prospective study in Ⅱ cases treated in a single institution. J Endocrinol, 2004, 180(2): 347 - 350.

[2] Kwaku MP, Burman KD. Myxedema coma. J Intensive Care Med, 2007, 22(4): 224 - 231.

[3] Reinhardt W, Mann K. Incidence, clinical picture and treatment of hypothyroid coma: results of a survey. Med Klin(Munich), 1997, 92(9): 521 - 524.

[4] Yamamoto T, Fukuyama J, Fujiyoshi A. Factors associated with mortality of myxedema coma: report of eight cases and literature survey. Thyroid, 1999, 9(12): 1167 - 1174.

# 病例 46

## 出血性疾病

JOHN C. O'HORO, MD, MPH, AND PHILIPPE R. BAUER, MD, PHD

## 病例介绍

患者男性,81 岁,因"手指和脚趾出现褪色和淤伤"而于当地医院就诊。既往因冠状动脉疾病接受双重抗血小板治疗,初步检验结果显示血尿和 D-二聚体升高,随后行肺部 CTA 检查有无肺栓塞,行超声检查以判定深静脉血栓形成情况。两项影像学检查结果均为阴性。患者被分诊为普通门诊病人,并建议停止阿司匹林和氯吡格雷治疗。然而,患者仍感到不适,血尿症状加重,尿液分析结果显示为尿路感染。随后因高度怀疑为尿脓毒症而接受治疗。

患者入院后,血液培养出葡萄球菌,给予适当的抗生素。患者被转诊到一个成熟的护理机构,在那里因静脉穿刺部位出血和血尿持续恶化被转诊到三级医疗中心,以评估和治疗可疑的弥散性血管内凝血(DIC)。

患者入院时,实验室检查有贫血(血红蛋白 6.8 g/dL),血小板计数($244×10^9$/L)在正常范围内。在体格检查中,患者的胸部、腹部、手臂和腿部都有大面积的瘀斑。初始凝血结果是 D-二聚体水平大于 2 000 ng/mL,纤维蛋白原 533 mg/dL,国际标准化比值 1.0,活化部分凝血激酶时间(aPTT)68 秒。患者接受输血并根据经验用新鲜冰冻血浆和醋酸去氨加压素治疗持续出血。患者的生命体征稳定后,咨询了血液学家,进一步做凝血试验。

一项混合研究未完全将 aPTT 校正至 47 秒。稀释的蝰蛇毒凝血时间(dRVVT)是正常的。凝血因子检查显示因子Ⅷ活性降低至小于 1%,因子Ⅸ、Ⅺ和Ⅻ的活性是正常的。发现该患者具有因子Ⅷ抑制物,用皮质类固醇、环磷酰胺和活化的凝血酶原复合物治疗后,患者的出血状态得到控制,并在血液科医生密切随访后的一周内出院。

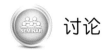

讨论

根据研究,凝血功能异常的结果可能是由多种重症引起的。对这些疾病作出广泛鉴别诊断需要周详的病史、体格检查,以及与患者临床表现相适应的进一步实验室检查。

在治疗患有凝血功能障碍的危重病人时,第一步是控制所有主要的出血来源,体检以确定失血区域,如腹腔积血、大腿血肿、胃肠道失血或大咯血,然后应该是通过适当的流程化干预尝试止血,例如直接压迫止血、内窥镜检查或手术。血液制品的使用应遵循患者的临床病程和症状,而不仅仅是校正实验室值。当实现止血时,必须确定凝血病的原因以进行有效治疗。

确定缺陷类型需要了解凝血过程(图46.1)。足够数量的功能性血小板和正常运转的凝血途径对于产生和维持稳定的凝块是必不可少的。体格检查结果可以提供疾病类型的线索;黏膜皮肤出血和瘀点是血小板疾病的典型特征,而凝血级联缺损通常会产生大的、扩散的深部组织瘀斑和血肿。

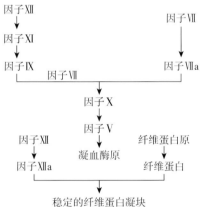

图46.1 凝血过程。由因子 XII 开始的内在途径用活化部分凝血激酶时间来评估。从激活因子 VII(至因子 VIIa)开始的外在途径与凝血酶原时间更紧密相关。从因子 X 到形成凝块,两者都受到共同途径的影响。使用重组因子 VIIa 或活化的凝血酶原复合物可绕过因因子 VIII 抑制物而失去功能的内在途径,并恢复凝血级联反应。

血小板计数是排除血小板减少症必不可少的初始实验室检查。除非血小板功能存在特殊问题,否则不常使用或推荐功能性血小板检查,如出血时间和血小板功能分析。凝血酶原时间(PT)和aPTT体现了内在和外在凝血级联的功能。如果怀疑凝血级联中存在缺陷,可能的原因是缺陷或存在抑制物。混合研究通过组合正常和患者血浆,测试 PT 和 aPTT 以及观察时间是否正常化来研究是否存在抑制物。如果存在缺陷,时间会正常化;而如果涉及抑制剂,时间不会正常化或只会部分正常化。一个特例是因子Ⅷ抑制物,它立即修正 aPPT,但随后经 60～120 分钟的潜伏期后,aPPT 延长。故产生了 Bethesda 分析法:将患者血浆的连续稀释液与正常血浆混合并在 37 ℃下温育 2 小时,然后评估因子Ⅷ活性,并报告具有 50％因子Ⅷ活性的血浆的相互稀释[1]。

如果仅 aPTT 延长,则使用 dRVVT 测试狼疮抗凝物,尽管存在狼疮抗凝物患者的临床表现是形成血栓而不是出血。如果出现出血,临床表现与获得性血友病更为一致。随后也可以测试其他特异性因子抑制物,最常检测的是因子Ⅷ抑制物。

血栓弹力图、纤维蛋白原和 D-二聚体测试用于检查在 DIC 中发生的活性纤维蛋白溶解。临床上更广泛的 DIC 检查应包括这些附加测试。

最常见的获得性抑制物会干扰获得性血友病中的因子Ⅷ活性,每年每 100 万人中发生一例[1-2]。针对该因子的自身抗体产生的原因尚不清楚,但大多数患者要么年龄大于 50 岁,要么是年轻怀孕或产后。该获得性抑制物与其他自身免疫性疾病呈正相关,但一半的患者没有这类疾病[2-3]。

因子Ⅷ抑制物的治疗包括实现止血和消除抑制物。初始治疗需要用活化的凝血酶原复合物浓缩物、因子Ⅷ浓缩物或去氨加压素绕过因子Ⅷ。当止血目的达成时,可联合环磷酰胺与皮质类固醇用作免疫抑制剂以除去抑制物[1]。

　　这是一例大面积瘀斑、血尿、出血、贫血、凝血功能异常的高龄患者,既往使用抗凝药物,并合并革兰阳性菌血流感染,血液检查发现 aPTT 延长、因子Ⅷ活性降低,诊断为获得性血友病。获得性血友病常继发于其他疾病,如自身免疫系统疾病、围生期、恶性肿瘤、药物反应等。目前,针对因子Ⅷ的自身抗体产生的原因依然不清楚,可能与机体免疫功能失调有关。因此,既往无出血也无家族出血史的患者突然发生出血,应警惕此疾病的可能,及时检测血液系统指标,如仅 aPTT 延长,因子Ⅷ降低,血浆混合试验提示存在自身抗体,即可明确诊断。治疗强调有效的止血措施和采用免疫疗法中和或抑制自身抗体,清除合成抗体的细胞克隆。

## 参考文献

［1］ Delgado J, Jimenez-Yuste V, Hernandez-Navarro F, et al. Acquired haemophilia: review and meta-analysis focused on therapy and prognostic factors. Br J Haematol, 2003, 121(01):21 - 35.

［2］ Collins P, Macartney N, Davies R, et al. A population based unselected, consecutive cohort of patients with acquired hemophilia A. Br J Haematol, 2004, 124(1):86 - 90.

［3］ Collins PW, Hirsch S, Baglin TP, et al. Acquired hemophilia A in the United Kingdom: a 2-year national sur. veillance study by the United Kingdom Haemophilia Centre Doctors Organization. Blood, 2007, 1109(5):1870 - 1877.

# 病例 47

## 心肺复苏并发症

JOHN C. O'HORO, MD, MPH, SUMEDH S. HOSKOTE, MBBS, AND HIROSHI SEKIGUCHL, MD

---

## 病例介绍

　　患者女性,94 岁,在行泌尿系统 CT 检查时摄入静脉造影剂 10 分钟后出现头晕不适,既往有冠状动脉疾病和膀胱癌。随后昏迷,无大动脉搏动。立即进行了 5 分钟的心肺复苏术(CPR),在此期间,因休克未使用除颤器。在恢复自主循环(ROSC)后,被送往急诊室。胸部 X 线片显示双肺间质浸润,无气胸。胸部 CT 血管造影显示无肺栓塞;然而,它显示了一个小的左心尖气胸,双侧第 3 到第 6 肋骨急性骨折和肺水肿。除频繁的室性早搏和肌钙蛋白水平升高外,心电图和实验室检查结果均不显著。患者逐渐出现呼吸困难,并转入重症监护室。

　　在重症监护室,胸部 X 线检查显示双肺部浸润恶化但无明显气胸。实验室检测显示白细胞明显增高但乳酸正常。患者逐渐出现低氧血症和低血压,给予无创正压通气(PPV)和血管加压药。随后,患者因为恶化的低氧血症和高碳酸血症呼吸衰竭而插管。插管后,患者出现心脏骤停,心电图示无脉性电活动(PEA)。虽然在几个 CPR 周期后实现了 ROSC,但患者又出现了一次 PEA。在左前胸部进行急诊开胸手术,立即实现 ROSC 并确诊为张力性气胸。放置胸管以进行进一步胸部减压。

 讨论

　　该患者有持续双侧肋骨骨折和继发于 CPR 的隐匿性气胸。CPR 是一个尚未被充分认识的造成钝性心肺损伤的原因。约 30% 的患者出现肋骨骨折[1]。其他胸部和肺部损伤包括肺骨髓或脂肪栓塞(19% 的患者),胸骨骨折

（15％的患者）、误吸（11％的患者）和纵隔出血（10％的患者）[1]。常见的心血管损伤包括冠状动脉破裂或撕裂，以及心包损伤[1]。在尸检报告[1]中，3％的死亡者出现明显的气胸，但实际的气胸发生率可能更高。

隐匿性气胸，定义为 CT 上见到气胸但胸部 X 线检查未见，如果非常小，可能在尸检时被遗漏，并且 CPR 后不能进行 CT 扫描的患者发生的气胸可能无法诊断出。事实上，由于创伤患者几乎常规使用 CT，因此隐匿性气胸的发现越来越多[2]。如在本例患者中，隐匿性气胸可能因 PPV 而引起张力性气胸。然而，一项关于钝性创伤人群的随机研究[2]表明，在不需要紧急胸腔引流的情况下，观察到隐匿气胸患者可以安全地接受 PPV。

传统观点认为，张力性气胸会导致胸膜内压力迅速增加，从而几乎仅在接受 PPV 治疗的患者中引发机械性生理变化[3]。在无辅助、自主呼吸的患者中，胸膜内压力不会超过吸气时的大气压力，因此，气胸导致进行性呼吸衰竭和低氧血症，但不会导致心血管突然恶化[3]。张力性气胸是一种临床诊断，只有在呼吸和血流动力学受损逆转胸部减压时才能证实[3]。尽管如此，全面、有效的临床检查应包括生命体征，呼吸声减弱或缺失的听诊，以及评估肺部滑动的床边超声检查。但是，如果怀疑诊断并且患者血流动力学不稳定，则不应延迟经验性治疗。

张力性气胸的初始治疗是胸部减压，行针胸廓造口术。建议将 14 或 16 号血管导管插入沿锁骨中线的第二肋间隙（ICS）。然而，因为导管长度不足以到达胸膜腔，导管扭结、闭塞和移位报告的针头开胸失败率相对较高[4]。研究表明，在多达 40％的患者中，可能需要更长的针头插入第二肋间隙，而腋前线的第五肋间隙可能更容易接近并且成功率更高[4]。因此，如果针头胸腔造口术不能逆转血流动力学损害，当怀疑程度高时，可能需要行紧急管胸廓造口术。

一般来说，在血流动力学不稳定的患者进行针胸廓造口术后，建议进行管胸廓造口术。管胸廓造口术可以有效治疗未解决的气胸，避免因血管导管扭结、闭塞或移位导致的复发性张力性气胸，并且在同时出现胸腔内出血的情况下预防紧张性血气胸。在最近的研究中，并非所有接受针胸造口术的创伤患者在血流动力学稳定时都需要进行胸廓切开术[2]。

总之，在初始心肺骤停时接受 CPR 治疗的患者中，张力性气胸可导致 PEA 停止。张力性气胸是一种危及生命的阻塞性休克，需要早期识别并立即进行胸腔减压，临床医生应了解针胸腔造口术的优点和局限性以及管胸腔造口术的适应证。

心肺复苏常可导致各种心肺、胸廓等系统机械并发症,熟识各种临床征象十分重要。本病例在实施 CPR 后自主循环恢复后,出现胸 X 线片上未提示、胸部 CT 发现微小气胸的征象,在实施正压通气后呼吸循环恶化,出现张力性气胸。行紧急开胸手术,并放置胸管胸腔减压。应高度重视 CPR 过程中可能出现的并发症,加强预防控制策略,在 CPR 后应仔细检查,尽早识别可能已经出现的并发症。尤其类似上述病例提示的隐匿性气胸,在正压通气的过程中可能进一步加重,危及生命。及时的胸腔引流至关重要。

## 参考文献

[1] Miller AC, Rosati SF, Suffredini AF, et al. A systematic review and pooled analysis is of CPR-associated cardiovascular and thoracic injuries. Resuscitation, 2014, 85(6): 724-731.

[2] Kirkpatrick AW, Rizoli S, Ouellet JE, et al. Occult pneumothoraces in critical care: a prospective multicenter randomized controlled trial of pleural drainage for mechanically ventilated trauma patients with occult pneumothoraces. J Trauma Acute Care Surg, 2013, 74(3): 747-754.

[3] Leich-smith S, Harris T. Tension pneumothorax: time for a re-think? Emerg Med J, 2005, 2(1):8-16.

[4] Inaba K, Ives C, Mcclure K, et al. Radiologic evaluation of alternative sites for needle decompression of tension pneumothorax. Arch Surg, 2012, 147(9):813-818.

# 病例 48

## 重症甲流性急性呼吸窘迫综合征

RUDY M. TEDJA, DO, AND CRAIG E. DANIELS, MD

## 病例介绍

患者男性,36 岁,既往霍奇金氏淋巴瘤 11 年。5 天前因甲型流感致 ARDS 入住三级医院 ICU。肺泡灌洗液培养为耐甲氧西林金葡菌(MRSA),嗜酸性粒细胞升高(72%)。胸部 CT 显示双下肺背段肺泡浸润渗出。抗菌药物是奥司他韦、万古霉素、哌拉西林、他唑巴坦。心电图显示心脏正常。入 ICU 前插管,镇静。机械通气采取低潮气量辅助通气。潮气量设定 6 mL/kg 体重,吸氧浓度 100%,呼气末正压 15 cmH$_2$O。监测显示氧合指数 68 mmHg。辅助给予阿曲库铵、神经肌肉阻滞剂及吸入前列地尔以改善氧合。考虑到 ARDS 常规治疗习惯,暂未给予 ECMO 治疗。入院第 2 天,低氧血症没有明显改善,给予俯卧位通气。

入院第 5 天,氧合逐渐改善,吸氧浓度降至 50%,呼气末正压降到 10 cmH$_2$O。胸片显示,双下肺渗出明显减少。逐渐停止俯卧位通气和前列地尔吸入。由于患者死腔样通气严重,明显呼吸困难,不能撤离呼吸机,给予气管切开。患者伴有明显的呼吸机相关性并发症、持续高热、皮疹、全血细胞减少和谵妄。行骨髓穿刺及皮肤活检,未明确病原菌。患者肺泡灌洗液持续甲流抗体阳性。给予大剂量奥司他韦治疗,每次 150 mg,每天 2 次。

入院第 14 天,患者病情无明显好转,持续恶化。再次采取俯卧位通气。考虑到医疗常规和习惯始终未采取 ECMO 治疗。后因患者家属放弃,最终患者死亡。

 讨论

ARDS 是严重威胁生命的急性呼吸窘迫,典型特点是严重的低氧血症,伴有肺顺应性变差。在诱因影响下,6～72小时内发病。病毒性肺炎可以迅速进展至ARDS及多器官功能衰竭。比如2009～2010年期间流行的H1N1甲型流感。目前尚无特效药物治疗,最为有效的措施仍然是机械通气。

小潮气量通气可以有效降低死亡率[1]。除了PEEP,小潮气量通气可以明显减少呼吸机相关性肺损伤。针对重度ARDS导致的严重低氧血症,人们探索了众多的救治方案。比如俯卧位通气,使用神经肌肉阻滞剂,吸入性肺泡扩张剂和ECMO。但目前尚未发现哪种治疗方案更有效。重度ARDS依然充满着临床挑战。

自2000年以来涉及俯卧位通气的研究有很多。大部分研究显示,俯卧位通气可以明显提高氧合,但不能提高生存率[2]。分层研究显示,对于氧合指数小于100的重度ARDS,俯卧位通气可以提高生存率。这一结论被最近的大型随机研究证实[3]。早期氧合能力得到明显提高,但后期效果不明显。恢复正常体位后数天,氧合也能够得到改善。

在重度ARDS患者中,在ARDS早期短时间(48小时)使用神经肌肉阻滞剂[4],可以提高氧合,减少机械通气时间,延长90天生存率。但这一结果与ICU获得性神经肌肉营养不良的患者没有差异。吸入性肺泡扩张剂虽然可以提高氧合,但对于生存率没有影响[5]。

ECMO的作用仍有争议,早期研究发现它对病死率并无改善。2009～2010年H1N1甲型流感流行期间,ECMO被广泛应用于新西兰和澳大利亚。这些地区的研究显示,ICU住院患者存活率71%,住院率为50%[6-7]。最新的系统回顾研究和荟萃分析显示各研究中的临床效果并不一致(8%～65%)[8]。ECMO对重度ARDS患者有一定作用,但未来仍需要进一步详细研究到底哪种病人更适合使用ECMO。

奥司他韦和扎那米韦对流感病毒引起的重症肺炎均有效。确诊流感病毒感染或者奥司他韦耐药的患者可以选用扎那米韦。对于重症ARDS患者,这些药物可以降低死亡率,尤其是出现症状后5天内使用的患者[9]。

针对使用大剂量奥司他韦的证据有限。在东南亚的一项随机双盲多中心研究中,成人和儿童患者分为大剂量组(每次150 mg,一天2次)和常规剂量组(每次75 mg,一天2次)。两组在ICU入住时间、机械通气时间、病毒清除率以及死亡率上没有明显区别[10]。虽然缺少足够的证据,世界卫生组织2010指南仍然推荐对于重症和免疫抑制患者大剂量长疗程使用奥司他韦。

治疗甲型流感病毒相关性重度ARDS依然是世界难题。支持治疗依然十分重要。研究结果显示,小潮气量机械通气对降低死亡率有效。俯卧位通气和ECMO有一定的效果,但其对远期生存率是否有益、具体适用哪些人群仍需要进一步研究。神经肌肉阻滞剂和吸入性肺泡扩张剂可以作为辅助性治疗。神经阻滞剂建议在疾病早期使用。

　　一例甲流合并 MRSA 感染的重症肺炎、ARDS 患者，既往有血液系统肿瘤病史，虽经抗感染、保护性通气策略等积极治疗仍未救治成功。提示甲流重症肺炎疾病的凶险性，尤其合并细菌感染时，应高度重视。甲流患者应尽早使用抗病毒治疗已达成共识，并且认为病毒载量与预后相关。积极的保护性通气策略实施包括小潮气量通气、肺复张、俯卧位通气、神经肌肉阻滞剂等，应根据 ARDS 疾病严重程度分层及时规范使用，为防止呼吸机相关肺损伤加重已经存在的 ARDS，及时的 ECMO 有助于保护肺并进行挽救性治疗，帮助机体度过急性期。

**参考文献**

［1］Putensen C，Theuerkauf N，Zinserling J，et al．Meta-analysis：ventilation strate-gies and outcomes of the acute respiratory distress syndrome and acute lung injury．Ann Intern Med，2009，151(8)：566 - 576．Erratum in：Ann Intern Med，2009，151(12)：897．

［2］Sud S，Friedrich JO，Taccone P，et al．Prone ventilation reduces mortality in patients with acute respiratory failure and severe hypoxemia：systematic review and meta-analysis．Intensive Care Med，2010，36(4)：585 - 599．

［3］Guerin C，Reignier J，Richard JC，et al．Prone positioning in severe acute respiratory distress syndrome．N Engl J Med，2013，368(23)：2159 - 2168．

［4］Papazian L，Forel JM，Gacouin A，et al．Neuromuscular blockers in early acute respiratory distress syndrome．N Engl J Med，2010，363(12)：1107 - 1116．

［5］Afshari A，Brok J，Moller AM，et al．Inhaled nitric oxide for acute respiratory distress syndrome and acute lung injury in adults and children：a systematic review with meta-analysis and trial sequential analysis．Anesth Analg，2011，112（6）：1411 - 1421．

［6］Davies A，Jones D，Bailey M，et al．Extracorporeal membrane oxygenation for 2009 influenza A（H1N1）acute respiratory distress syndrome．JAMA，2009，302(17)：1888 - 1895．

［7］Peek GJ，Mugford M，Tiruvoipati R，et al．Efficacy and economic assessment of conventional ventilatory support versus extracorporeal membrane oxygenation for severe adult respiratory failure(CESAR)：a multi-centre randomised controlled trial．Lancet，2009，374(9698)：1351 - 1363．

# 病例 49

## 严重胸痛

RONALDO A SEVILLA BERRIOS. MD AND R. THOMAS TILBURY. MD

### 病例介绍

患者男性,48 岁,有左心室肥厚、2 型糖尿病和吸烟、高血压病史。因严重的胸骨后胸痛就诊急诊。疼痛特点为持续的胸骨压榨感。患者的初始心电图(ECG)显示非特异性 ST-T 改变和轻度弥漫性 ST 段抬高,与之前的初始心电图相似。疑似患有急性冠状动脉综合征(ACS)。

患者血浆肌钙蛋白水平无法检测到。给予吗啡和劳拉西泮治疗后患者的胸痛减轻。拟行冠状动脉 CT 以进一步评估可能的冠状动脉疾病。在医院,患者有严重的胸骨后疼痛,疼痛评分描述为 10(范围从 0 到 10,其中 10 是最严重的),并且下颌和左臂的有明显的放射痛。心电图(图 49.1A)显示,给予患者阿司匹林和氯吡格雷后,出现新的明显的弥漫性 ST 段抬高,患者被紧急转往心导管室。血管造影(图 49.2)显示左、右冠状动脉系统正常。静脉注射吗啡、硝酸甘油和劳拉西泮后,患者的 ECG(图 49.1B)正常了。

患者被转到心脏遥测监测室。随访肌钙蛋白水平仍然检测不到,血管造影仍无症状。此后,患者承认在严重胸痛发作前 20 分钟在医院使用可卡因。患者被转到戒毒所并给予心脏病门诊随诊。

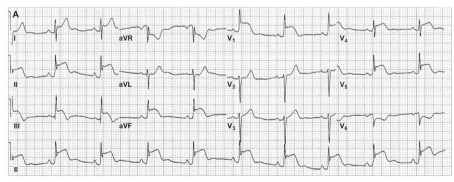

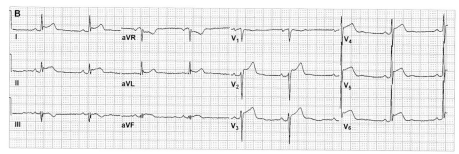

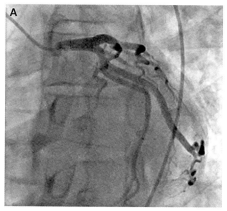
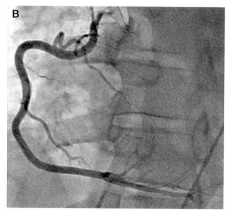

 ## 讨论

ACS 是美国人发病和死亡的重要原因[1]。及时识别和早期血运重建显著降低了 ACS 相关并发症的发生频率和严重程度[2]。一些非动脉粥样硬化性疾病可能类似于 ACS，并给首诊医生在患者初始评估和分类上提出了挑战。本例患者患有非动脉粥样硬化 ACS 伴有心电图改变，提示 ST 段抬高心肌梗死(STEMI)。

ACS 包括 STEMI、非 STEMI 和不稳定型心绞痛。在美国，ACS 是主要的急诊就诊原因。在 STEMI 患者中，及时进行血栓溶解、早期经皮心脏介入治疗，或者根据需要行冠状动脉搭桥手术是治疗的主要方法，已证实有益于降低发病率和死亡率[2]。

非 STEMI 的治疗规范较少，但大多数患者通过血管造影进行评估。患者的胸痛症状可见于许多病症，如主动脉夹层、肺炎、肺栓塞、胸膜炎、胃食管反流或痉挛、消化性溃疡病、胰腺炎、肋软骨炎、肋骨骨折或带状疱疹后遗症神经痛。此外，患者可能出现心电图异常，比如心肌炎、急性心包炎、应激性心肌病(即 Tako-tsubo 心肌病)或由拟交感神经药引起的冠状动脉痉挛。

拟交感神经药或肾上腺素能兴奋剂可与胸痛相关。可卡因是世界上最常用的毒品之一,尤其是在 18～45 岁的患者中。可卡因诱发缺血的机制包括:① 由心动过速和全身性高血压引起的心肌氧需求增加;② 由冠状血管痉挛引起的氧供应减少。可卡因也直接诱导血小板活化,血管活性颗粒释放引起血栓形成和局部缺血。在长期使用可卡因的患者中,与重复性内皮损伤相关的早期动脉粥样硬化变化并不罕见。此外,可卡因的使用可能与其他心血管疾病,如冠状动脉瘤、心肌炎和主动脉夹层有关[3]。

与可卡因消耗相关的心肌缺血患者存在几种独特的治疗方法。早期血运重建、抗血栓治疗策略和药物治疗仍然是冠状动脉粥样硬化治疗的基石。冠状动脉痉挛是导致可卡因相关的 ACS 的主要因素。急性可卡因中毒患者应避免使用 β 受体阻滞剂,因为 β 受体阻滞剂可能会使这些患者的冠状动脉血管痉挛和不阻断 α 肾上腺素能刺激继发的系统性高血压恶化[4]。优先使用硝酸甘油和钙通道阻滞剂,对减轻胸痛和稳定血流动力学有效。苯二氮䓬类药物在急性发作期间提供镇静、血压控制和心率控制方面可能是有帮助的。最后,重点应放在鼓励戒除可卡因的二级预防上,尽管这可能是最具挑战性的一步,因为它往往需要多学科的团队协作,包括提供长期康复的社会支持[5]。

可卡因是一种常见的非法药物,与严重的心血管并发症有关,包括伴有冠状动脉痉挛的 ACS。因为临床症状与 ECG 结果相同,这些综合征可能难以与真正的斑块破裂和 STEMI 区分开来。尽管在可卡因中毒患者中应避免使用 β 受体阻滞剂,但两种情况下均可使用早期再灌注和抗血小板治疗。硝酸盐、钙通道阻滞剂和苯二氮䓬类药物是首选治疗药物。

及时识别 ACS、尽早血运重建至关重要,我国多地胸痛中心等的成立与规范建设为及时诊断治疗提供了有效的保障。这是一例可卡因相关 ACS,以胸痛为主要症状,伴有心电图弥漫性 ST 段改变,不伴有肌钙蛋白升高,血管造影冠状动脉系统正常。提示对一些非动脉粥样硬化疾病所致的 ACS 应予以关注与警惕。可卡因可引起交感兴奋、心动过速、高血压、冠状血管痉挛,诱发心肌缺血,类似 ACS 发作,长期服用可导致内皮损伤相关的心血管系统疾病。冠状动脉痉挛是可卡因相关 ACS 的主要原因,治疗以镇静镇痛、硝酸甘油和钙通道阻滞剂为主,避免使用 β 受体阻滞剂。

## 参考文献

[1] Murphy SL，Xu J，Kochanek KD. Deaths：preliminary data for 2010：National vital statistics reports：vol 60 no 4. Hyattsville：National Center for Health Statistics，2012.

[2] Hochman JS，Sleeper LA，Webb JG，et al. Early revascularization in acute myocardial infarction complicated by cardiogenic shock. N Engl J Med，1999，341(9)：625-634.

[3] Vasica G，Tennant CC. Cocaine use and cardiovascular complications. Med J Aust，2002，177(5)：260-262.

[4] Fareed FN，Chan G，Hoffman RS. Death temporally related to the use of a Beta adrenergic receptor antagonist in cocaine associated myocardial infarction. J Med Toxicol，2007，3(4)：169-172.

[5] Rezkalla SH，Kloner RA. Cocaine-induced acute myocardial infarction. Clin Med Res，2007，5(3)：172-176.

# 病例 50

## 一例常见气道急症

SHIHAB H. SUGEIR,MD,AND FRANCIS T. LYTLE,MD

---

### 病例介绍

　　患者女性,79岁,因严重的舌头肿胀而被送往急诊室。肿胀逐渐加重,并出现吞咽困难。患者否认任何特殊接触史。患者最初服用肾上腺素,甲泼尼龙和苯海拉明,但症状几乎没有改善。患者的舌头肿胀在接下来的一小时内继续恶化,气道梗阻可危及生命。由急诊科医师进行的纤维气管插管未成功。最终高级麻醉师用纤维气管插管成功开放患者的气道。对患者病史的回顾表明,这是一例血管性水肿。患者没有任何过敏原暴露,平素口服的药物包括阿司匹林、拉贝洛尔和赖诺普利,最近没有吃新药或改变过剂量。

 讨论

　　使用血管紧张素转换酶抑制剂(ACEI)而引起的喉部血管性水肿具有一定危险性,有较高的住院率和死亡率。血管性水肿患者中有39％～46％正在服用ACEI[1]。ACEI诱导的血管性水肿频率持续增加的原因是停止ACEI治疗似乎不能预防血管性水肿的复发[2]。随着越来越多的患者接受ACEI治疗,血管性水肿的发生率和由此导致的气道梗阻发病率明显增加。因此,当患者有ACEI诱导的血管性水肿和呼吸困难时,重症监护工作者必须知道该怎么做。

　　为了阐明和简化管理困难气道的决策,美国麻醉医师协会创建了一个流程(图50.1),最近还做了更新[3]。如流程中所述,在尝试插管前应解决几个问题[3]:患者的配合程度,提供充足的氧储备的能力,充分评判面罩通气的难度。

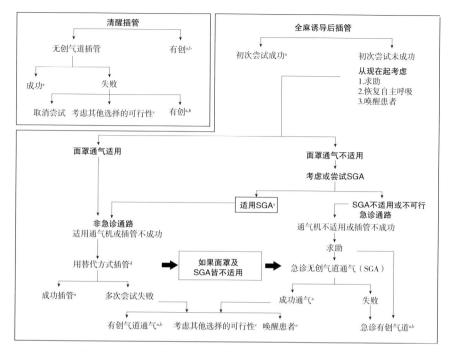

图 50.1　困难气道处理流程(第 2 部分,SGA 指声门上气道)

字母标注如下:
a. 以二氧化碳呼出确认通气、气管插管或 SGA 放置。
b. 有创气道包括手术或经皮气道、喷射通气,以及逆行导引插管。
c. 其他选择包括面罩或 SGA 麻醉[如喉罩气道(LMA)、插管式 LMA (ILMA),以及喉管]、局部浸润麻醉或局部神经阻滞。上述方法表明面罩通气不会太困难。因此这些选择在急诊通路的情况下作用有限。
d. 替代方法包括可视喉镜、喉镜刀片、SGA(如 LMA 或 ILMA)作为插管导管(用或不用光纤引导)、光纤插管、插管探针或管充电器、光束,以及口鼻盲探插管。
e. 考虑准备清醒插管或取消手术。

(摘自 Apfelbaum 等人[3]。已取得许可。)

　　本例患者配合,并且通过鼻插管成功地施以补充性氧疗。鉴于舌头增大,储氧面罩供氧非常困难或无法开展。因此,在进行困难气道处理流程中的清醒插管时,保持患者自主呼吸,其血管性水肿得到改善,并且 48 小时内无不适反应。

　　本例患者案例给我们提供了经验和教训。首先,急诊医生鉴别出患者是困难气道,没有因喉镜操作而麻醉。尽管可视喉镜检查可能对轻度或早期血管性水肿有益,但对已经水肿的气道任何操作都会导致进一步水肿,并有可能造成恶化。其次,请求麻醉师增援太迟。等到气道由于水肿和出血增加而尝试失败之后才呼叫增援,拖延了麻醉师救助。再次,可以进行手术准备。

尽管外科手术通常不是困难气道的首选治疗,但在最初的尝试失败后,床旁有一个经验丰富的手术团队是比较稳妥的。

最后,血管性水肿造成的困难气道可能不是初学困难气道处理者的最佳教学病例。当然,这种情况也因不同病人而异,但通常第一次尝试最有可能成功,具有丰富经验的施救者首次尝试成功率很高[3]。

> ACEI药物可能存在与缓激肽、前列腺素活化有关的副作用,导致血管神经性水肿,甚至危及生命。本例患者出现与之相关的舌根肿胀,并进行性加重累及气道。对于急诊、重症医生,困难气道的评估及处理十分重要,关键的时机稍纵即逝,应牢记流程内容,做好可能预案,包括可视喉镜、纤维支气管镜、经皮气管切开等装备与技术,反复模拟练习,及时请示经验丰富的上级医生。

## 参考文献

[1] Rasmussen ER, Mey K, Bygum A. Angiotensin-converting enzyme inhibitor-induced angioedema: a dangerous new epidemic. Acta Derm Venereol, 2014, 94(3): 260 - 264.

[2] Beltrami L, Zanichelli A, Zingale L, et al. Long-term follow-up of 111 patients with angiotensin-converting enzyme inhibitor-related angioedema. J Hypertens, 2011, 29(11): 2273 - 2277.

[3] Apfelbaum JL, Hagberg CA, Caplan RA, et al. Practice guidelines for management of the difficult airway: an updated report by the American Society of Anesthesiologists Task Force on Management of the Difficult Airway. Anesthesiology, 2013, 118(2): 251 - 270.

# 复习习题及答案

**选择题**（选出最佳答案）

**1.** 下列各项中,哪项是心脏压塞最具特点的超声征象?

a. 下腔静脉扩张

b. 下腔静脉塌陷

c. 右心房收缩期塌陷

d. 右心室舒张期塌陷

e. 环周心包积液

**2.** 一名 56 岁女性患者,送入急诊时已出现 45 分钟严重胸骨后胸痛。该疼痛为压痛,评分为 10 分(根据疼痛评分量表,范围从 0 到 10,10 为最严重疼痛),且放射至患者的左臂及下颌。患者曾有吸烟史,吸烟指数(pack-year,即平均每天吸烟的盒数×吸烟年限)为 60,既往病史包括高血压以及高胆固醇血症。初步给予口服阿司匹林和舌下含硝酸甘油后患者疼痛略缓解,但仍持续,疼痛程度为 5 分。查体示:心率 88 次/分,呼吸 19 次/分,血压 95/64 mmHg。患者表现痛苦并大汗淋漓。心血管及肺部查体无异常。最初心电图显示新发 ST 段导联 Ⅱ、Ⅲ、aVF 抬高 3 mm。心脏导管植入术发现右冠状动脉严重闭塞,进行直接球囊血管成形术成功。患者病情平稳后转入重症监护室;10 分钟后生命体征为心率 84 次/分,呼吸频率 18 次/分,血压 88/56 mmHg。心电监测结果见图 Q.2。

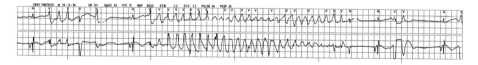

图 Q.2　心电监测结果

接下来该进行什么操作?

a. 因患者出现新发急性支架内血栓引起的梗死,将患者送回心脏导管室

b. 立刻给予一剂额外 β 受体阻滞剂

c. 给予患者镇静剂,以进行 360 J 双向波电除颤

d. 补充 1.0 L 生理盐水

e. 因患者血流动力学稳定,继续监测

3. 一名 66 岁男性患者,行拇囊炎手术麻醉苏醒后出现心动过缓、急性血压升高伴随急性低氧性呼吸衰竭,既往病史为心房颤动、高血压以及阻塞性睡眠呼吸暂停。予以患者紧急气管插管及机械通气。需多种抗高血压药以控制血压。作为评估的一部分,以下哪种检测能提供最高诊断率?

a. 促甲状腺激素与游离三碘甲状腺原氨酸

b. 血清和尿游离肾上腺素

c. 胸部、腹部和盆腔 CT

d. 间碘苯甲胍扫描

e. 甲状腺超声检查

4. 尽管暴发性肝衰竭很少出现,近半数临床淀粉样变性患者会累及肝脏。下列哪种是淀粉样变性患者的主要临床和实验室检查表现?

a. 进行性萎靡不振、疲劳伴总胆红素和碱性磷酸酶水平升高,提示肝肿大和胆汁淤积

b. 肝炎伴严重腹痛,转氨酶水平升高至 1 000 U/L 以上

c. 无痛性黄疸伴总胆红素和间接胆红素水平升高,提示脾隔离症继发溶血

d. 孤立爆发性肝衰竭,无其他器官累及

e. 以上皆不是

5. 以下哪项是对出现急性呼吸衰竭的皮炎芽生菌患者的最佳治疗?

a. 每日口服伏立康唑,持续 1 周

b. 每日静脉注射卡泊芬净,持续 4 周,其后每日给予伊曲康唑,持续 6个月

c. 每日静脉注射两性霉素 B,持续 2 周,其后每日口服泊沙康唑,持续 12个月

d. 每日静脉注射两性霉素 B 直到患者改善,其后口服伊曲康唑 6～12个月

e. 上述皆为有效疗法

6. 一名 25 岁男性患者,因持续发热 5 日、干咳以及进行性气短而求诊,既往病史为轻度间歇性儿童哮喘。出现症状前 1 周,患者因伐木接触过粉尘和鸟粪。出现症状 2 日前,患者曾吸烟。尽管患者在门诊接受了 5 日经验性左氧氟沙星抗肺炎治疗,仍因中度呼吸衰竭被送往急诊,且呼吸面罩以 15 L/min 的氧流量下,氧合血红蛋白饱和度维持在 90%。生命体征为体温 38.5 ℃,血压

145/65 mmHg,心率130次/分,呼吸频率30次/分。查体:嗜睡,听诊双侧肺部吸气相爆裂音,无皮损。化验结果为:白细胞计数 $0.028\times10^9$/L(主要为多形核细胞),肌酐 0.9 mg/dL,以及 B 型利钠肽 55 pg/mL;肌酸激酶同工 MB 和肌钙蛋白水平位于参考区间内。尿沉渣显示散在上皮细胞但未见管型。胸片显示双侧弥漫性浸润影。于重症监护室,患者因呼吸衰竭行气管插管,并行支气管镜检查。支气管肺泡灌洗(BAL)显示嗜酸性粒细胞增多症(32%),无含铁血黄素巨噬细胞。特殊染色显示真菌及肺孢子虫阴性。革兰染色显示无微生物,BAL 液及血液样本培养为阴性。哪种诊断最可能为患者气短和呼吸衰竭的原因?

    a. 丘格-斯特劳斯综合征

    b. 急性过敏性肺炎

    c. 弥漫性肺泡出血

    d. 急性心肌炎伴肺水肿

    e. 急性嗜酸性粒细胞性肺炎

**7.** 一名 25 岁女性患者求诊于急诊,患者出现严重低血压,体温为 40.0 ℃,且有斑疹性皮疹。化验结果血红蛋白 11.1 g/dL,血小板计数 $48\times10^9$/L,肌酐 4.0 mg/dL,丙氨酸氨基转移酶 400 U/L,以及乳酸脱氢酶 250 U/L。下列哪项应首先完成?

    a. 静脉注射克林霉素与万古霉素

    b. 进行妇科检查

    c. 血小板输注

    d. 给予甲泼尼龙 10 mg/kg

    e. 开始血浆置换术

**8.** 一名 59 岁男性患者因腹痛 1 日伴恶心、呕吐,呕吐物为咖啡样胃内容物而就诊于急诊。既往病史包括阻塞性睡眠呼吸暂停、通过饮食控制的 2 型糖尿病以及甲状腺功能减退。患者妻子陈述患者曾不遵医嘱且频繁饮酒。心动过速(心率 110 次/分),血压 130/80 mmHg,呼吸频率 25 次/分。查体时,患者神志淡漠且嗜睡。化验结果见表 Q8.1。

表 Q8.1　化验结果

| 成　　　分 | 结　　果 |
| --- | --- |
| 动脉血气 | |
| pH | 7.24 |
| $PCO_2$,mmHg | 24 |
| $PO_2$,mmHg | 98 |
| 碳酸氢盐,mmol/L | 18 |

| 成　　分 | 结　　果 |
|---|---|
| 乳酸盐,mmol/L | 3.8 |
| 葡萄糖,mg/dL | 118 |
| 钠,mmol/L | 116 |
| 氯,mmol/L | 84 |
| 钾,mmol/L | 3.7 |
| 脂肪酶,U/L | 784 |
| 淀粉酶,U/L | 118 |
| 天冬氨酸氨基转移酶,U/L | 120 |
| 丙氨酸氨基转移酶,U/L | 56 |
| 碱性磷酸酶,U/L | 88 |
| 甘油三酯,mg/dL | 4 890 |

急诊抽血为粉红色,开始进行液体复苏(30 mL/kg),镇痛,以及静脉注射硫胺素。以下哪项为下一步治疗的最优选择?

　　a. 3%盐水输液

　　b. 开始血浆置换

　　c. 持续 0.9%盐水输液,镇痛,以及幽门后鼻饲

　　d. 进行腹部 CT

　　e. 肝素输注

**9.** 一名 28 岁男性患者,在剧烈饮酒 3 日后因剧烈呕吐被送入医院,无相关病史。在急诊患者反应迟钝,生命体征为心率 105 次/分,呼吸 34 次/分,体温 37.8 ℃,血压 110/72 mmHg。初步查体呼吸有水果味,余无异常。初步化验结果见表 Q9.1。

表 Q9.1　化验结果

| 成　　分 | 结　　果 |
|---|---|
| 红细胞比容,% | 45 |
| 白细胞计数,×$10^9$/L | 11 |
| 钠,mmol/L | 149 |
| 氯化物,mmol/L | 108 |
| 碳酸氢盐,mmol/L | 8 |
| 血清尿素氮,mg/dL | 45 |
| 肌酐,mg/dL | 1.2 |
| 葡萄糖,mg/dL | 62 |
| 清蛋白,g/dL | 4 |
| 动脉血气 | |

| 成　　分 | 结　　果 |
| --- | --- |
| pH | 7.28 |
| PaCO$_2$,mmHg | 18 |
| PaO$_2$,mmHg | 309 |
| 乳酸盐,mmol/L | 14.4 |
| 血清渗透压,mOsm/kg | 345 |
| β-羟基丁酸,mmol/L | 3.1(参考值区间<0.4) |
| 乙醇,mg/dL | 165 |
| 尿酮类 | None |

什么才是代谢紊乱的原因?

　　a. 严重脓毒症

　　b. 原发性呼吸性酸中毒

　　c. 糖尿病酮症酸中毒

　　d. 酒精性酮症酸中毒

　　e. 甲醇中毒

　　**10.** 一名 19 岁男性患者,服用超过 100 片非肠溶包衣阿司匹林(325 mg 药片)自杀,病史为重度抑郁症,服药后被送往医院。患者喝了一杯葡萄酒,否认服用其他药物。服阿司匹林 8 小时后,患者感到后怕并寻求医疗帮助。在急诊患者清醒,警惕,并能分辨方向。格拉斯哥昏迷量表评分为 15 分。生命体征为血压115/70 mmHg,脉搏86 次/分,呼吸10 次/分,自主呼吸时血氧饱和度为98%,体温37.4℃。查体无呼吸窘迫。心血管、肺部和胃肠道检查无异常。末梢血糖水平正常。自主呼吸时动脉血气结果为 pH 7.37,PaCO$_2$ 41 mmHg,以及 PaO$_2$ 90 mmHg。腹部 X 线未发现不透明异物或药片。下列哪项不是适当的治疗方法?

　　a. 测定水杨酸盐水平,之后每 1~2 小时测定一次

　　b. 毒理学筛查,包括对乙酰氨基酚水平

　　c. 如水杨酸盐水平超过 30 mg/dL,碱化尿液

　　d. 给予数剂活性炭(每次 25~50 g,每 4 小时口服 1 次)

　　e. 因摄入后 8 小时临床状态仍稳定,将患者转入全科病房

　　**11.** 一名 90 岁女性患者,因急性 ST 段抬高前壁心肌梗死被送入医院,病史为高血压。患者接受紧急经皮冠状动脉介入左前降支支架植入术治疗。术后心电图 12 导联出现持续 ST 段抬高。5 日后出现急性胸痛伴发汗,且有严重低血压。查体异常结果:血压 85/60 mmHg,心率 120 次/分,呼吸 32 次/分,自然呼吸时氧饱和度91%,颈静脉怒张。心音遥远,无心脏杂音,肺部听诊清

晰。下列哪项诊断最有可能?

    a. 乳头状肌破裂伴急性二尖瓣反流

    b. 室间隔破裂

    c. 急性心包炎伴填塞

    d. 心室游离壁破裂

    e. 急性肺栓塞

**12.** 一名 35 岁女性患者因中度咯血被送入 ICU。既往病史为复发性霍奇金淋巴瘤。3 个月前接受自体干细胞移植,随后进行了高剂量化疗。ICU 中患者出现大咯血并昏迷无反应。哪项是下一步应采取的措施?

    a. 开始大量输血

    b. 气管插管

    c. 给予重组活化因子Ⅶ(rFⅦa)

    d. 紧急胸部计算机断层扫描

    e. 紧急支气管镜检查

**13.** 根据美国胸内科医师学会第 9 版指导准则,下列哪项是急性肺栓塞治疗时,采取全身溶栓治疗加抗凝治疗,而不单独采取抗凝治疗的指征?

    a. 低血压

    b. 右心室功能不全

    c. 肌钙蛋白升高

    d. 年龄在 50 岁以下

    e. 胸膜炎性胸痛

**14.** 下列哪项是负压性肺水肿的最佳描述?

    a. 其特征为肺泡内负压

    b. 其与上呼吸道阻塞有关

    c. 其通常经过数小时发展

    d. 通常以供给氧气和利尿剂治疗

    e. 肺出血不是其并发症

**15.** 一名 65 岁男性患者在左肺切除术后出现严重低血压,强烈提示心脏疝。准备将患者送回手术室并准备解除疝。哪项可用于减低其症状相关的血流动力学不稳定?

    a. 持续静脉液体容量复苏直到患者血流动力学改善

    b. 胸管抽吸,患者体位改为术侧向下

    c. 准备体外膜氧合

    d. 患者体位改为健侧卧位,并避免肺过度换气,尽可能快地将患者送入手术室

e. 观察

**16.** 一名 56 岁男性患者,因发热、视力减退、呼吸窘迫,以及弥漫性瘀斑急诊就诊。化验结果包括总白细胞计数 $32 \times 10^9/L$,血红蛋白 5.8 g/dL,以及血小板计数 $52 \times 10^9/L$。胸部 X 片显示双侧弥漫性斑片影。外周血涂片显示 50% 早幼粒细胞。对该患者的血液检查结果下列哪项描述是正确的?

a. 因白血病原始细胞迅速代谢,血钾结果可能出现虚低

b. 因白细胞计数显著升高,血小板自动计数可能比人工计数更准确

c. $PaO_2$ 比指尖氧饱和度更可靠

d. 因白血病原始细胞离体裂解,血钾结果可能虚高

e. 因白细胞剧烈增多症的稀释效应,血红蛋白结果可能虚低

**17.** 一名 65 岁男性患者,因胸痛就诊急诊,患者不吸烟,无心脏病史和家族病史。胸痛自主评分为 7~8 级(10 为最疼痛);胸痛位于胸骨下,非放射状,与体位改变或进食无关。患者自述胸痛 2 周前曾出现流感样症状,感觉虚弱伴进行性疲乏加重,劳累性呼吸困难。患者与其他患病人群无接触,未出行旅游,未有新服药物。检查发现患者心动过速(125 次/分),低血压(85/60 mmHg),颈静脉扩张至 1.8 cm,动脉血氧饱和度正常。心脏检查发现患者有心尖部收缩期杂音,没有心尖震颤,没有动态改变。肝脏肋下可及,轻度增大,质软,无水肿皮疹。实验室检查显示白细胞轻度增多,血清电解质水平正常,肝肾功能正常。轻度心肌肌钙蛋白升高,经动态检测升高不显著,肌酸激酶 MB 异构体轻度升高,B 型利钠肽显著升高。心电描记显示窦性心动过速,胸部放射片显示心胸径增大,肺血管纹理突出。基于以上检查结果,你认为床边经胸超声心动图最可能发现什么?

a. 收缩功能严重降低

b. 左心室流出道梗阻

c. 章鱼篓心肌症

d. 急性冠状动脉综合征

e. 附壁血栓

**18.** 一名 58 岁女性患者,因急性发作呼吸急促、心动过速和低血压转入 ICU,其患有转移性卵巢癌。转入前胸部放射片显示心脏轮廓扩大,双侧中度胸腔积液。心电图显示 QRS 波群振幅交替变化。你认为查体和超声心动描记术会发现什么?(回答选项见表 Q18.1)

表 Q18.1　查体及超声心动图检查结果

| 选项 | 查体结果 | 超声心动图检查结果 |
|---|---|---|
| a. | 四肢温暖,丝状脉,以及膝盖斑驳 | 左心室高动力,下腔静脉直径 1.0 cm 伴吸气塌陷超过 50% |
| b. | 足水肿,左第二肋间可触及第二心音,软性肝肿大 | 右心室较左心室大,伴室间隔向左心室弯曲和阳性麦康奈尔征 |
| c. | 高音双相声音与心动周期一致,左下胸骨听得最清楚 | 右房舒张期萎陷,持续时间为心脏循环周期的 25%,胸骨旁长轴切面可发现胸主动脉降支后的低回声区 |
| d. | 吸气时血压降低 12 mmHg,心音微弱 | 右心室舒张期萎陷,胸骨旁长轴切面可发现胸主动脉降支前低回声区 |
| e. | 颈静脉扩张,第三心音突出,足水肿 | 四腔扩张伴全部心腔内可见低回声 |

**19.** 一名 57 岁男性患者,患有肝硬化、脓毒性休克,以及急性肾损伤,接受持续性肾脏替代治疗及局部枸橼酸抗凝。下列哪项化验结果可能提示要降低枸橼酸盐输注率?（选项见表 Q19.1）

表 Q19.1　化验结果

| 选项 | 总钙 mg/dL | 离子钙 mg/dL | 无机磷 mg/dL | 碳酸氢盐 mmol/L | 清蛋白 g/dL |
|---|---|---|---|---|---|
| a. | 11.2 | 5.63 | 3.6 | 22 | 4.0 |
| b. | 10.8 | 3.60 | 4.6 | 17 | 3.5 |
| c. | 9.8 | 5.01 | 4.2 | 32 | 4.2 |
| d. | 7.8 | 4.09 | 2.6 | 12 | 3.6 |
| e. | 9.1 | 4.79 | 7.0 | 18 | 3.5 |

**20.** 下列哪项与垂体卒中无关?

a. 甲状腺功能亢进

b. 糖尿病

c. 镰状细胞性贫血

d. 高血压病

e. 头部外伤

**21.** 一名 74 岁男性患者,因持续发热及咳嗽恶化 3 日住院,患有充血性心力衰竭和哮喘。尽管给予阿奇霉素、奥塞米韦和静脉输液以应对低血压,患者呼吸状况仍恶化。下列哪项是合适的治疗手段?

a. 持续口服奥塞米韦,给药共 5 日

b. 每 24 小时静脉注射甲泼尼龙 1 mg/kg 以应对流感性肺炎

c. 如聚合酶链反应呈流感阳性,停止给予广谱抗生素

d. 静脉注射扎那米韦以应对可能出现的奥塞米韦抗药性

e. 上述选项皆不是推荐措施

**22.** 一名 69 岁女性患者,患有 2 型糖尿病、乳腺癌治疗中、以及原位肝移植治疗自身免疫性肝炎病史,正接受麦考酚酸吗乙酯、他克莫司和泼尼松治疗。该患者因呼吸困难、咳嗽以及右眼新发皮疹后出现水疱而求诊。胸部放射片显示右肺下叶及中叶肺炎。患者症状快速恶化,需要插管及机械通气。皮损发展迅速,影响左眼,累及耳垂、上颌区以及右颈,伴鼻桥及眶周上区坏死灶。采血液培养。除外科会诊清创术外,下列哪项是最合适的措施?

a. 静脉注射广谱抗生素

b. 静脉注射两性霉素 B 脂质体复合物

c. 静脉注射广谱抗生素及两性霉素 B 脂质体复合物

d. 静脉注射卡泊芬净

e. 静脉注射广谱抗生素及阿昔洛韦

**23.** 一名 57 岁女性患者因恶心、呕吐以及腹泻住院,其正接受转移性胰腺癌治疗。患者突然感到头晕,并自述感觉心跳过快。召集快速反应小组,心电图节律如图 Q.23 所示。

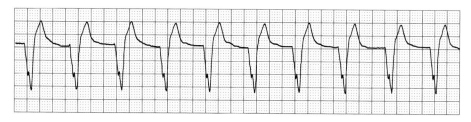

图 Q.23　心电图节律

下列哪项是应优先采取的护理措施?

a. 静脉注射(IV)镁

b. 静脉注射胺碘酮

c. 静脉注射腺苷

d. 静脉注射利多卡因

e. 同步电复律

**24.** 对于抗磷脂抗体综合征患者,下列哪项检测结果不会预期出现升高?

a. 抗心磷脂抗体

b. 铁蛋白

c. $\beta_2$ 微球蛋白

d. 狼疮抗凝物

e. 血球沉降率

**25.** 一名 24 岁男性患者接受剖腹探查术并切除腹膜后肉瘤。术中,输 2 单位红细胞及 3 L 乳酸盐林格溶液。手术室内拔管后立刻发生喘鸣。初步尝试麻醉袋和面罩通气不成功后,发生低氧血症和心动过缓。给予异丙酚和琥珀胆碱恢复气道通畅后给予阿托品,以面罩正压通气改善氧饱和度至 98%。转入麻醉后监测治疗室,然而几分钟后复发低氧血症,需持续气道正压通气。胸部听诊双侧爆裂音,胸部放射片显示双侧胸部广泛浸润。下列哪项最可能为患者症状的原因?

a. 输血相关性急性肺损伤(TRALI)

b. 输血相关循环超负荷(TACO)

c. 吸入相关的急性肺损伤

d. 负压性肺水肿

e. 围术期心肌梗死性心源性肺水肿

**26.** 一名 23 岁女性患者,因持续恶心、呕吐及腹痛 1 日而就诊,其患有 1 型糖尿病。因不能进食,患者一直未用胰岛素。患者心率 140 次/分,血压 115/54 mmHg。化验结果如表 Q26.1。

表 Q26.1 化验结果

| 成　　分 | 结　　果(参考值) |
| --- | --- |
| 钠,mmol/L | 135(135～145) |
| 氯,mmol/L | 98(100～108) |
| 碳酸氢盐,mmol/L | 12(22～29) |
| 钾,mmol/L | 3.3(3.6～5.2) |
| 肌酐,mg/dL | 0.9(0.9～1.4) |
| 葡萄糖,mg/dL | 446(70～140) |
| 尿酮类 | 4＋ |
| β-羟基丁酸 | 未知 |

给予生理盐水输液,患者转入重症监护室。下列哪项是之后最合适的治疗措施?

a. 开始输注普通胰岛素

b. 腹部和骨盆计算机断层扫描

c. 行胃肠外钾置换

d. 放置动脉管

e. 内分泌科会诊

**27.** 一名 84 岁女性患者,前来接受地塞米松与利妥昔单抗化疗,病史为进行性慢性淋巴细胞白血病(伴淋巴结肿大)。给予利妥昔单抗几小时后患者出现严重呼吸窘迫。查体发现新发心房颤动伴心室快速反应(心率 130 次/分),呼吸频率 30 次/分,血压 100/55 mmHg,以 2 L/min 送氧,氧饱和度 100%,脾肿大。化验结果显示急性白细胞减少症、高尿酸血症、高磷酸盐血症、高钾血症、急性肾损伤,以及乳酸酸中毒。胸部放射片显示双侧浸润及右胸腔积液。下列哪项最可能为急性肾损伤的原因?

a. 心房颤动伴快速心室反应引起的心肾综合征

b. 利妥昔单抗诱发急性间质性肾炎

c. 脓毒症

d. 肿瘤溶解综合征

e. 白血病诱导间质性肾炎

**28.** 一名 54 岁女性患者,最近因慢性肾脏病急性加重及新发低热和体重减轻接受检查,其病史为格雷夫斯病、高血压,以及饮食控制型糖尿病。患者尿检显示蛋白高,高倍视野下超过 100 红细胞,变形红细胞多,以及部分细胞铸型。预约复查当日,患者明显气短伴新发咳嗽,就诊于急诊。生命体征显示体温 38 ℃,血压 160/94 mmHg,脉搏 88 次/分,自然呼吸时氧饱和度 83%(给予 10 L/min 面罩送氧后达到 92%)。患者面色苍白且中度呼吸窘迫伴双侧吸入爆裂音。无外周水肿。胸部放射片显示弥漫性双侧肺泡浸润。心电图结果正常。化验结果见表 Q28.1。

表 Q28.1  化验结果

| 成　　　　　分 | 结　　　果 |
| --- | --- |
| 白细胞计数,×10⁹/L | 11.0 |
| 白细胞分类计数 | 位于参考区间内 |
| 血红蛋白,g/dL | 7.1 |
| 血小板计数,×10⁹/L | 200 |
| 肌酐,mg/dL | |
| 　　上周 | 1.7 |
| 　　当前 | 4.5 |
| 钾,mmol/L | 5.0 |
| 红细胞沉降率,mm/h | 102 |
| C 反应蛋白,mg/L | 132 |

采血液及痰液样本进行培养,以广谱抗生素治疗。

患者出现难治性低氧需插管及机械通气。通气机设为辅助控制模式:潮气量 6 mL/kg,呼吸频率 22 次/分,呼气末正压 15 mmHg,峰值 30 mmHg,平台压

25 mmHg,吸入氧浓度 100%,血氧饱和度达 89%。紧急床边超声心动图显示左心室高动力(75% 射血分数),舒张功能正常,无瓣膜病,下腔静脉完全塌陷。支气管镜检查显示上叶血性物质,肺泡灌洗液中存在进行性血性分泌物。肺泡样本的细菌、病毒及真菌染色和培养尚未得到。此时下一步应采取的措施为?

    a. 输新鲜冰冻血浆

    b. 置中心静脉导管并开始行血浆置换术

    c. 静脉注射(Ⅳ)甲泼尼龙 1 000 mg

    d. 置中心静脉导管并开始血液透析

    e. 静脉注射呋塞米 80 mg

**29.** 下列哪种是怀疑为神经系统副肿瘤综合征相关的机制?

    a. 肿瘤或癌的直接作用

    b. 肿瘤转移或癌转移的直接作用

    c. 肿瘤及神经系统中出现抗体拮抗抗原的现象

    d. 恶性肿瘤相关的代谢紊乱

    e. 脑水肿造成的神经元损伤

**30.** 一名 65 岁女性患者,因持续畏寒、虚弱 3 日伴爆发性水样便、无血便及腹痛而求诊于急诊,出现症状 1 周前曾口服克林霉素 10 日以治疗牙周感染,其病史为饮食控制的 2 型糖尿病。生命体征显示患者发热(38.6 ℃),心动过速(心率 112 次/分),以及低血压(血压 86/62 mmHg);患者呼吸频率为 22 次/分。查体腹部柔软。粪便聚合酶链反应分析结果为艰难梭菌毒素阳性。腹部放射片显示膈下无小肠梗阻。腹部计算机断层扫描显示大范围结肠壁增厚。于重症监护室给予患者补水,静脉注射甲硝唑,口服万古霉素。化验结果包括白细胞计数 $31 \times 10^9$/L,肌酐 1.3 mg/dL(基准线 0.8 mg/dL),钾 3.2 mmol/L,血清乳酸盐 2.4 mmol/L。除对严重脓毒症治疗、复苏以及抗生素治疗外,此时进行下列哪项干预措施最有益处?

    a. 静脉注射万古霉素

    b. 粪便微生物移植

    c. 静脉注射免疫球蛋白

    d. 外科手术会诊

    e. 口服非达霉素

**31.** 从波多黎各来到佛罗里达州的一名 6 岁男孩,有 4 天发烧的病史,有淤点性皮疹、腹痛、呕吐和休克迹象。意识障碍和急性低氧性呼吸衰竭伴有明显的右侧胸腔积液,流行病学临床表现和实验室结果提示登革出血热。除静脉输液外,该患者应采用何种方法?

a. 血管活性药维持血压,机械通气和胸管放置以排出胸腔积液

b. 血管加压药和皮质类固醇维持血压,机械通气治疗急性呼吸衰竭

c. 血管加压药维持血压和输新鲜全血治疗出血并发症

d. 输注红细胞治疗出血并发症,静脉注射免疫球蛋白治疗潜在疾病

e. 血管加压药维持血压,重组因子Ⅶ纠正凝血异常

**32.** 一名 50 岁的男子因急性脓毒症继发于软组织感染而从急诊科入住重症监护室。在进一步评估时,发现患者有 3 个月的反复高烧。在此期间,因同样的主诉就诊另一家医院 3 次,并接受静脉注射抗生素治疗,症状有所改善,但未发现确切的感染源。患者病态肥胖,从小就服用泼尼松治疗哮喘。检查时看起来很焦虑,口腔黏膜干燥。心肺和腹部的检查无显著异常。左小腿和肘部有局部软组织感染。入住重症监护室时的实验室检查:白细胞计数 $4.0 \times 10^9$/L,肌酐 1.7 mg/dL,钠 135 mmol/L,钾 3.7 mmol/L,以下哪项检测结果会让您想到除严重败血症以外的诊断?

a. 血清甘油三酯水平升高

b. 血清铁蛋白水平显著升高

c. 骨髓活检有红细胞增多症的证据

d. 白细胞减少症

e. 上述所有

**33.** 一名继发于非酒精性脂肪肝并伴有食管静脉曲张和肝性脑病的肝硬化病史的 66 岁男性入住重症监护病房,感染流感病毒;他在急诊时插管,由于腹部明显扩张,进行诊断性腹腔穿刺术,腹水分析显示总有核细胞计数为 670/$\mu$L,中性粒细胞占 56%;腹水培养阴性。以下哪项是下一步治疗该患者的最佳措施?

a. 重复诊断性腹腔穿刺术,发送液体样本进行微生物学测试

b. 开始头孢噻肟治疗

c. 不要开始抗生素治疗,因为腹水培养阴性

d. 用呋塞米和螺内酯开始利尿剂治疗

e. 开始评估肝移植

**34.** 一名来自东南亚的 35 岁男性患者,有乙型肝炎病毒感染病史,未正规治疗,2 周来疲劳,全身乏力,伴有恶心的间歇性发热和双侧腰痛,就诊急诊科。无腹泻、皮疹、肉眼血尿或尿路症状。在就诊前两天,发现由于右脚下垂导致行走困难。在检查和测试中,患者血压进行性增高(190/100 mmHg),白细胞增多,伴肌酐水平升高的镜下血尿,以及没有变形红细胞的轻度蛋白尿。肝功能检查结果正常,但红细胞沉降率和 C 反应蛋白的值升高。入 ICU 治疗急进性高血压和急性肾损伤。进一步检测显示抗核抗体、抗中性粒细胞胞浆

自身抗体、C3 和 C4 的结果正常，抗肾小球基底膜抗体、丙型肝炎病毒、人类免疫缺陷病毒和冷球蛋白的结果阴性。超声检查显示肾脏大小正常但有多个楔形梗死灶。肾血管造影显示双侧肾动脉有多个微动脉瘤，但无动脉夹层迹象。该患者高血压和肾功能衰竭的最可能原因是什么？

  a. 纤维肌性发育不良

  b. 结节性多动脉炎（PAN）

  c. 冷球蛋白血症

  d. 过敏性紫癜（免疫球蛋白 A 相关性血管炎）

  e. 特发性肾动脉夹层

**35.** 一名 63 岁的女性因吸入性肺炎和脓毒性休克而出现缺氧性呼吸衰竭。经静脉抗生素和血管加压药、气管插管很快成功治疗。在重症监护室住院的第 4 天停镇静，她出现获得性肌无力，无法成功撤机。在检查时，她右侧有第三对颅神经麻痹，双侧无力，弛缓性四肢瘫痪和弥漫性无反射。她的血清肌酸激酶水平正常，神经传导研究显示复合肌肉动作电位（CMAP）和感觉神经动作电位波幅随着传导速度的延长而降低。以下哪项与危重病神经病变的诊断不一致？

  a. 临床表现不明显

  b. 弛缓性四肢瘫痪

  c. 正常肌酸激酶

  d. 神经传导的 CMAP 波幅减少

  e. 右侧第三对脑神经麻痹

**36.** 患有双相障碍（接受锂和喹硫平治疗）和偏头痛的 43 岁女性，经丙氯拉嗪方案治疗偏头痛急性发作。尽管多次服用，但她的头痛并没有改善，因为她服用药物后逐渐变得混乱和昏昏欲睡，她的丈夫将她带到急诊室。在就诊时，她痴呆和发热伴正常瞳孔和弥漫性僵硬，呼吸费力，辅助呼吸肌参与呼吸，吸气性呼吸困难。Foley 导管引流袋中有明显的红色尿液。体温 42.1 ℃，血压 196/103 mmHg，心率 135 次/分，呼吸频率 33 次/分，血氧饱和度 91%，动脉血气研究显示 pH 值 6.9，氧分压 61 mmHg，二氧化碳分压 69 mmHg。下一步最合适的是什么？

  a. 立即静脉注射丹曲林

  b. 立即给予碳酸氢盐以保护肾脏

  c. 立即给予溴隐亭

  d. 进行气管插管

  e. 静脉注射 30 mg 拉贝洛尔

37. 一名 36 岁的妇女服用左旋甲状腺素治疗甲状腺功能减退,并且有长期饮酒史,入急诊室前有 36 小时恶心、呕吐、出汗和虚弱的病史。她的男朋友报告,在 2 天前的一次争吵中,她威胁要自杀。查体:嗜睡,无发热,心动过速(116 次/分)和低血压(88/58 mmHg),呼吸 17 次/分。体检右上腹压痛阳性,腹膜刺激征阴性。腹部 CT 阴性。实验室检测:天冬氨酸氨基转移酶 2 100 U/L,丙氨酸氨基转移酶 2 450 U/L,胆红素 2.2 mg/dL,葡萄糖 45 mg/dL,国际标准化比值 2.3,血清氨 124 μmol/L。除了适当的复苏和稳定,以下哪项是该患者下一步治疗的最佳选择?

a. 西咪替丁

b. 给予 N-乙酰半胱氨酸

c. 获得血清对乙酰氨基酚水平

d. 乳果糖

e. 查血清乙醇水平

38. 以下哪项与肝性脑病无关?

a. 反射亢进

b. 肌肉僵硬

c. 局灶性神经功能缺损

d. 去大脑姿势

e. 二氧化碳分压水平可逆性增高

39. 72 岁的女性患者,既往有冠状动脉疾病、房颤的病史(她接受华法林治疗)、高血压、慢性酒精滥用、药物滥用和糖尿病。此次因从高处跌倒,经用咪达唑仑和维库溴铵紧急插管并送至当地急诊室。神经系统检查显示除了对足部刺激的重复刻板足背屈反应,没有运动反应和缺乏所有脑干反射。头部 CT 显示左侧额颞部出血伴有大脑镰下疝和小脑扁桃体疝。体温 33 ℃。医生继续进行呼吸暂停试验并宣布患者已经脑死亡。下列哪项是正确的?

a. 不能排除代谢异常和酒精为潜在的混杂因素

b. 由于患者对足部刺激有足背屈反应,因此宣布脑死亡是不恰当的

c. 患者在神经系统检查前不需要加热至常温

d. 在插管期间,她有足够的时间清除药物

e. 脑死亡需要在最终声明之前进行伦理咨询

40. 当开始体外膜肺氧合(ECMO)治疗重症患者的急性缺氧性呼吸衰竭时,下列陈述中的哪一项是正确的?

a. 只要患者接受 ECMO,就应继续神经肌肉阻滞

b. 任何接受静脉-动脉 ECMO 的患者都不需要机械通气

c. 静脉-静脉 ECMO 是严重缺氧性呼吸衰竭患者的首选治疗方法

d. 已经证明预防性抗微生物治疗可以降低 ECMO 中心静脉导管相关感染的风险

e. ECMO 启动的建议时间是在常规机械通气至少 7～10 天之后

**41.** 一名 42 岁男性患者因突发低氧呼吸衰竭需气管插管而求诊,长期病史为静脉注射药物滥用。胸部放射片检查显示心脏轮廓大小正常,双侧弥漫性浸润符合肺水肿。下列哪项最可能帮助做出明确诊断?

a. 查体

b. 心电图

c. 超声心动图

d. 插入心导管

e. 胸部计算机断层扫描

**42.** 一名 82 岁男性患者因严重腹痛、低血压及乳酸盐浓度升高(4.5 mmol/L)而被送入重症监护室,其病史为高脂血症、外周血管疾病与重症冠状动脉疾病。患者最近曾接受腹腔动脉支架置入术以治疗动脉狭窄。放射片平扫显示腹部肠黏膜内有气体。给予初步液体复苏后,接下来哪项措施为最佳选择?

a. 行腹部计算机断层增强造影扫描以检查内脏脉管系统的畅通

b. 行全腹部超声检查脏腑血流

c. 继续症状支持治疗观察患者症状有无改善

d. 安排患者进行手术检查

e. 安排患者进行结肠镜检查

**43.** 一名 59 岁男性患者为治疗多发性骨髓瘤而接受自体干细胞移植 9 日后,出现中性粒细胞减少性发热、疲劳、皮疹和明显腹泻。就诊时,患者中性粒细胞严重减少,白细胞计数为 $0.1 \times 10^9$/L。开始给予传染病检查、广谱抗生素以及静脉液体补充。血液、痰液以及尿液培养结果为阴性。胸部放射片未显示任何浸润。之后 4 日内,尽管患者白细胞计数升至 $1.3 \times 10^9$/L,其病情仍在恶化。出现呼吸困难、低氧和少尿恶化,转入重症监护室。便携胸部放射片显示新发双侧间质浸润。心电图和肌钙蛋白结果正常。下列哪项是之后最合适的措施?

a. 给予甲泼尼龙

b. 给予呋塞米

c. 进行支气管肺泡灌洗

d. 肺活检

e. 继续当前措施

**44.** 一名 36 岁男性患者驾驶车辆与另一机动车迎头相撞发生车祸,随后送入急诊。心率 98 次/分,血压 130/85 mmHg,呼吸 28 次/分,以 6 L/min 鼻导管送氧,氧饱和度为 86%,格拉斯哥昏迷量表评分为 15。声音清晰,可说短句,自述胸痛。查体:患者气管居中,颈静脉无怒张,胸前壁挫伤,对称呼吸音伴右侧前胸爆裂音。腹部平、软、无压痛。骨盆稳定。四肢温暖,正常末梢脉,毛细血管充盈时间正常,无长骨骨折指征。胸部放射片显示右中肺浸润。未发现肋骨骨折。纵隔和心脏轮廓无扩张。除气管插管外,下列哪项适用于该患者?

    a. 插右侧胸腔管

    b. 进行胸部计算机断层扫描(CT)血管造影以确认主动脉夹层

    c. 给予广谱抗生素,包括覆盖引起吸入性肺炎的厌氧菌类

    d. 避免给予过量静脉液体,并进行胸部 CT

    e. 进行心包穿刺

**45.** 对于黏液水肿患者进行甲状腺替代治疗,下列哪项是正确的?

    a. 应缓慢修复黏液水肿昏迷以防止癫痫发作

    b. 三碘甲状腺原氨酸($T_3$)较甲状腺素($T_4$)更好,因其能生效是渐进式的

    c. 即使对于黏液水肿性肠梗阻,口服剂量的 $T_4$ 也被报告证明有绝佳临床效果

    d. $T_3$ 在外周转换为 $T_4$

    e. 补充甲状腺激素的最适药量尚不明确

**46.** 一名 81 岁的男性患者,持续性贫血,容易发生瘀伤和泌尿系统出血,没有出血性疾病的个人或家族史,怀疑一种获得性因子抑制剂。以下哪项不能帮助诊断该因子抑制剂?

    a. 凝血酶原时间

    b. 出血时间

    c. 活化部分促凝血酶原激酶时间

    d. 混合研究

    e. 针对特定突变的基因检测

**47.** 一名先前健康的 32 岁男子因机动车事故后出现钝性胸壁创伤,心动过速(心率 120 次/分),呼吸急促(呼吸频率 32 次/分),并诉胸痛于急诊就诊。血压 87/45 mmHg,氧饱和度为 92%,非呼吸面罩呼吸 100% 氧气。呼吸声音减弱但存在。来自左前胸的床旁肺超声图如图 Q.47 所示。

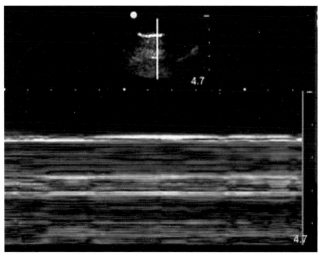

图 Q.47 床旁肺超声检查

下一个合适的步骤是什么？

a. 无创机械通气

b. 针胸廓造口术

c. 心包

d. 支气管镜检查

e. 胸部 X 线摄影

**48.** 对于患有严重流感相关急性呼吸窘迫综合征（ARDS）的患者，以下哪项措施是正确的？

a. 建议将普通通气作为严重 ARDS 的常规治疗

b. 体外膜氧合疗法的使用在 ARDS 的纤维增生阶段是最有益的

c. 对于重症患者或免疫功能低下患者，建议使用持续时间较长的双剂量奥司他韦治疗

d. 连续输注神经肌肉阻滞剂可暂时改善难治性低氧血症

e. 长期使用吸入性血管扩张剂可缓解低氧血症。

**49.** 一名患有胸痛的 65 岁女性患有高血压、高脂血症，2 年前缺血性脑血管意外和缺血性中风的病史，左下肢轻度无力。1 个月前，她患有右段冠状动脉内经皮冠状动脉支架术治疗的 ST 段抬高心肌梗死。6 个小时前突发骨盆疼痛。吸气和咳嗽时胸痛加重，前倾可缓解，并伴有轻微的呼吸急促和低烧。没有心悸或晕厥。在整个心动周期中听诊是正常的。患者服用布洛芬，2 小时前症状得到部分改善。急诊科就诊的初始心电图显示导联 I、II 和 AVF 的正常窦性心律 Q 波和弥漫性的 ST 段抬高。对于这种胸痛的原因，最好的

解释是什么？

    a. 心肌间质具有丰富的水肿和炎性浸润淋巴细胞和巨噬细胞

    b. 自身免疫抗体介导的心脏靶向抗原的炎症过程

    c. 血管内破裂的纤维斑块与蛋白多糖基质和脂质沉积的细胞暴露下面的坏死核心，并诱发血栓形成

    d. 含有一氧化氮合成酶的神经元显著减少，诱导松弛功能受损

    e. 肋横突关节的机械功能障碍

**50.** 一名 54 岁的男性患者因高血压控制不良而服用赖诺普利。开始服药大约 1 周后，患者下唇肿胀。几个小时后，就诊急诊室，下唇和舌头肿胀加剧。说话有困难。在对苯海拉明和肾上腺素没有反应之后，保护气道的能力受到关注。欲尝试快速插管，但无法看到声门。脉搏血氧饱和度为 80% 并且在进行性下降。下一步应该怎样做？

    a. 重新定位患者气道，从 Miller 喉镜片更换为 Macintosh 喉镜片，并再次尝试直接喉镜检查

    b. 尝试放置声门上气道，例如喉罩气道

    c. 请求帮助，并提供袋装面膜补充氧合

    d. 尝试创建外科气道，例如针环甲膜切开术

    e. 尝试可视喉镜插管

## 答 案

### 1. 答案 d

当心包内压超过心腔内压并影响心脏充盈时便发生心脏压塞。下腔静脉充盈（选项 a）是一项非常敏感的心脏压塞体征，但其特异性不高，因此超声示此项特征时，仍无法明确诊断［J Am Coll Cardiol，1988，12（6）：1470 - 1477］。下腔静脉塌陷（选项 b）不太可能出现于心脏压塞，因为下腔静脉充盈是一项非常敏感的心脏压塞检查结果。右心房舒张期塌陷（而不是收缩期塌陷，如选项 c）具有中度敏感性（55%）和高特异性（88%）［J Am Coll Cardiol，1988，12（6）：1470 - 1477］。右心房是薄壁结构，短时右心房壁塌陷在无心脏压塞时也可发生。如果右心房舒张期塌陷持续时间超过三分之一个心脏循环，就有接近 100% 的敏感性和特异性证实压塞［J Am Soc Echocardiogr，2013，26（9）：965 - 1012. e15］。早期右心室舒张期塌陷（选项 d）说明心包压力超过右心室舒张压，诊断心脏压塞具有高特异性（95%）［J Am Soc Echocardiogr，2013，26（9）：965 - 1012. e15］，通常还伴随心排血量下降 20%［J Am Soc Echocardiogr，2013，26（9）：965 - 1012. e15］。环周心包积液（选项 e）

可伴随心脏压塞出现也可单独出现,对于确诊心脏压塞没有帮助。

**2. 答案 e**

该情况为加速性心室自主节律,其源于心室,以一系列复杂情况为特征,伴随心率 60～100 次/分,常与再灌注相关,且常出现于心脏损伤康复早期,其通常为自限性节律且不需要介入治疗,只需继续监测。选项 a 是错误的,这是因为患者不存在新发梗死,因此不需要进一步介入治疗。选项 b 错误,在急性期 β 受体阻滞剂可能抑制心室固有节律,暴露潜在的房室传导阻滞,并容易出现血流动力学不稳定。此类型节律在患者存在右冠状动脉系统的缺血改变时较常见,这是因为窦房结和房室结均由该动脉供血。基本上,尽管有些患者可能需要心脏起搏器,正常传导会在该症状出现后 24 小时内恢复。选项 c 和 d 的错误在于此时没有立刻除颤或对血流动力学稳定患者进行输液的必要。此外,复律和除颤的方式和量都不正确。不推荐单相除颤是因为对于终止室性心动过速或心室颤动来说双相更佳。

**3. 答案 b**

根据当前支持[Pancreas, 2010, 39(6): 775 - 783],尿液和血浆中分次甲肾上腺素(即去甲甲肾上腺素和甲肾上腺素分开)的测定能提供较儿茶酚胺类药物的测定更高的诊断敏感性。血浆甲肾上腺素的升高超过上限参考值的 4 倍则有近乎 100% 的肿瘤关联度。因此测定症状患者的血液尿液中的这些代谢指标,能得到高诊断率。

**4. 答案 a**

进行性乏力、疲劳以及胆汁淤积型肝肿大属于典型的淀粉样肝脏累及症状。急性肝炎(b)、溶血(c)以及孤立性单器官疾病(d)与淀粉样病无关。

**5. 答案 d**

严重芽生菌病治疗方式为静脉注射两性霉素 B 去氧胆酸盐或两性霉素 B 脂质体复合物,直到患者出现临床改善;之后给予口服伊曲康唑 6～12 个月。全身皮质类固醇使用也可用于患者出现芽生菌病关联的急性呼吸窘迫综合征的情况。

**6. 答案 e**

临床病程、环境暴露史以及支气管肺泡灌洗(BAL)中嗜酸性粒细胞水平升高提示了急性嗜酸性粒细胞性肺炎。丘格-斯特劳斯综合征患者不太可能单独出现呼吸衰竭而不出现其他系统性特征(即上呼吸道疾病、皮损、关节痛或肾脏累及),而且这类患者通常有难治性或激素依赖性哮喘。过敏性肺炎可因吸入有机抗原导致,患者会出现复发性、自限性肺炎伴 BAL 中多数淋巴细胞(罕见情况下为中性粒细胞)。弥漫性肺泡出血患者会有结缔组织病(如狼疮或小血管炎)、咯血以及严重呼吸衰竭。胸部放射片通常有双肺浸润。

诊断基于 BAL 染血发现或存在富含含铁血黄素的巨噬细胞。

**7. 答案 b**

最可能的原因为月经中毒性休克综合征。该症为典型的金黄色葡萄球菌感染病症,但护理最重要的一点在于控制源头。因此妇科检查并移除卫生棉条或其他异物是重要的第一步。尽管选项 a 中抗生素是合适的经验性治疗,但这不是第一重要的,而且在月经中毒性休克综合征中,进行了合适的源头控制后是否还需进行抗生素治疗是存在疑问的。没有证据支持输液是必要的。类固醇皮质激素不是绝大多数中毒性休克综合征的应对措施——当然也不应作为首先采取的措施。血栓性血小板减少性紫癜(TTP)在没有潜在病理(如恶性肿瘤)的情况下不太可能出现,且血红蛋白和乳酸脱氢酶水平正常不支持 TTP。进一步,如怀疑 TTP,在进行血浆置换术前应在外周血涂片上确认红细胞裂片和碎裂红细胞。

**8. 答案 b**

临床情景描述为重症高甘油三酯血症患者出现严重急性胰腺炎。即使有饮酒情况,严重甘油三酯血症仍然可作为急性胰腺炎的伴随原因,应积极治疗。尽早开始单采是所应采取的治疗选择。钠水平 116 mmol/L 应为严重高甘油三酯血症相关的假性低钠血症,甘油三酯水平正常前无须单独治疗。持续给予 0.9% 盐水、镇痛及延期鼻饲都是治疗急性胰腺炎的方法,但对于此例病例,更明确的积极治疗应针对高甘油三酯血症。腹部 CT 对没有表现出急性胰腺炎的无坏死或出血的临床征象的患者指导意义不大。由于肝素作用的短效性及出血风险,肝素的使用存在争议,而且当行血浆置换时候,肝素也不应作为第一选择。

**9. 答案 d**

该患者出现酒精相关性酮症酸中毒,临床表现为典型的空腹一段时间后过量饮酒诱发的情况,之后发生呕吐。酮症应是由肝糖原耗尽导致,并造成交感神经活动增强,即使未存在糖尿病也可能出现该情况,但更常见于糖尿病患者。酗酒性酮酸中毒更常见于低血糖而不是高血糖。该情况是由于酒精代谢为醋酸盐,使还原态烟酰胺腺嘌呤二核苷酸耗尽后导致肝糖异生抑制。作为三磷酸腺苷来源的乙酸乙酯向酮体的选择性转化伴随着饥饿导致了酮的生成。

**10. 答案 e**

应频繁监测水杨酸盐以确定其是否降低。过量摄入药物的患者通常多次服药;因此应行包括水杨酸和对乙酰氨基酚非处方用药的毒理筛查。推荐行尿液碱化直到水杨酸盐水平低于 30 mg/dL。应以尿液 pH 作参照。此外,摄入药物超过 2 小时的患者,多次给予活性炭也是适当的措施,这是因为患者曾大量服药且可能摄入缓释剂型。因此应在重症监护室内密切监控该患者直到水杨酸盐水平出现明确的下降趋势。

**11. 答案 d**

急性乳头肌断裂伴二尖瓣反流时,临床通常发生于伴有新发全收缩期杂音、心源性休克及急性肺水肿的下壁心肌梗死患者。有肺动脉漂浮导管的时候,肺毛细血管楔形压力波常见大 V 波。室间隔破裂患者通常有前壁大面积梗死及其他类似乳头肌断裂的临床检查结果。然而存在肺动脉导管(除大 V 波外)的时候,右心房到右心室的氧合作用具有诊断性(其原因为由左向右通过室间隔缺损的分流)。此外,心室间隔缺损常可触及震颤,也常见于乳头肌断裂。未发现肺水肿和全收缩期杂音不符合该两种可能的情况。该例中患者存在心包压塞征。胸痛后突发填塞考虑存在游离壁破裂的可能。急性,大范围肺栓塞患者可能出现梗阻性休克,但栓塞不能解释压塞征。同时大范围栓塞造成梗阻性休克时,应伴有低氧血症。

**12. 答案 b**

尽管该患者可能需要 1 种以上的操作治疗,气管插管应为最优先的措施。大口径插管(内径≥8 mm)确保适当的吸引及辅助其他措施如支气管镜检查。液体复苏、血液及血制品(为改善原发性凝血病)应在气道确保后尽快进行。尽管给予重组活化因子Ⅶ(rFⅦa)用于治疗大咯血的选择很新颖,大多数关于它的使用经验未经证实,因此 rFⅦa 应被认为是一种挽救性疗法。对于情况稳定的患者,胸部计算机断层扫描可被用于确定咯血部位及病因,尤其是在支气管镜未能进行的时候。支气管镜是一种重要的确认咯血部位的手段,也能用于保护尚未累及的肺部,以及止血。然而支气管镜之前应先确保气道畅通和血流动力学稳定。

**13. 答案 a**

2012 年(第 9 版)美国胸内科医师学会(ACCP)指南建议给予大面积肺栓塞患者全身溶栓治疗,并支持无禁忌证的结论。该 ACCP 指南没有明确建议对次大面积肺栓塞伴右心室功能不全或肌钙蛋白升高的患者进行全身溶栓治疗。

**14. 答案 b**

负压性肺水肿与上气道梗阻关联,其他选项不正确。

**15. 答案 d**

准备将其送回手术室,稳定患者状态,此外应提供升压药物支持,保守治疗包括患者体位改为健侧卧位,避免另一侧肺过度换气,向空侧胸腔注气。

**16. 答案 d**

该题中患者为急性早幼粒细胞白血病伴白细胞淤滞症(症状性白细胞过

多症)。患者化验结果中白细胞淤滞必须谨慎予以解读。白血病母细胞体外裂解,特别是在气动传输管道的输送过程中发生破裂,可能造成高钾血症。因此选项 d 正确,继而推断选项 a 不正确。血小板自动计数可能虚高,这是因为母细胞碎片可能被错计为血小板;因此,人工计数会更准确(选项 b 错误)。白血病细胞快速消耗动脉血气样本中的氧,进而造成 $PaO_2$ 虚低(选项 c 错误)。文献未提及白细胞过多症造成的血红蛋白虚低结果(选项 e 错误)。

**17. 答案 a**

最可能发现的结果为心脏功能严重减弱。此结论由于提示病毒前驱症状的病史,心脏标记物升高,以及影像学支持,结果显示肺血管纹理增多提示左室舒张压增高。左心室流出道梗阻可能性较低的原因在于未发现相应听诊结果。鉴别诊断中如无进一步结果,无法轻易证明章鱼篓心肌病,其仍为排除诊断。急性冠状动脉综合征的诊断对于胸痛患者应加以鉴别;但在本例中,肌钙蛋白水平仅轻度升高且无其他结果支持,故该症的可能性较低。然而心肌梗死晚期继发心衰的诊断仍应考虑。对于所有选项来说,全收缩期功能降低是最可能观察到的情况。

**18. 答案 d**

该问题描述了一例卵巢转移性恶性肿瘤患者出现心脏压塞,存在血流动力学不稳定伴心电交替紊乱。选项 d 是唯一符合心脏压塞的,因为查体结果包括奇脉和心音消失,且超声心动描记显示右室舒张期萎陷及心包积液,表现为胸降主动脉前方低回声。选项 a 符合严重脓毒症,超声心动图显示高动力左心室及血管内容量耗尽,由下腔静脉直径减小及吸气塌陷支持。选项 b 符合大面积肺栓,临床及超声心动结果为右心室超负荷。麦康奈尔征首先考虑为肺部栓塞特异征;但此情况仍存争议。该征指向右心室中游离壁运动机能减退伴正常心尖运动。选项 c 指向心包摩擦音,但超声心动显示胸膜腔内液体,表现为胸主动脉降支后液体低回声区。小于 33%心脏循环的右房萎陷相对不具心脏压塞特异性。选项 e 符合扩张型心肌病及心脏衰竭。超声心动显示心腔扩张伴心脏内低回声物质(即血液)。

**19. 答案 b**

关键在于一组结果中总钙离子钙比升高,至少为 2.5,而碳酸氢盐水平降低。选项 b 中,总钙离子钙比为 3,提示枸橼酸盐中毒伴肝硬化患者代谢枸橼酸盐能力减弱。其与总钙离子钙比超过 2.5[NDT Plus,2009,2(6):439 - 447]或超过 2.4[Crit Care,2012,16(4):R162]的枸橼酸盐中毒关联的研究的文献报道中未提及清蛋白对总钙水平的影响。枸橼酸盐输注应降低以避免低离子钙水平并发症,如心血管系统不稳定或癫痫。

**20. 答案 a**

垂体卒中常与糖尿病、高血压、镰状细胞病，以及头外伤相关。文献未见与甲状腺功能亢进有关联。

**21. 答案 e**

对流感危重症患者，推荐给予延长的（>5 日）奥塞米韦疗程。类固醇皮质激素对流感肺炎无帮助且可能有害。广谱抗生素治疗应持续至微生物检测给出结果，因为可能出现继发性细菌性肺炎（最常见的为金黄色葡萄球菌、肺炎链球菌，以及化脓链球菌）。静脉注射扎那米韦应作为患者存在已知奥司他韦耐药性、严重免疫低下，很可能存在奥司他韦耐药或胃肠吸收不良的备选方案。即使给药奥司他韦，危重症患者也通常会存在代谢失调，但该情况很少归因于耐药。

**22. 答案 c**

该患者迅速发生皮损，且因免疫抑制，鉴别诊断中毛霉菌病可能性很高。皮损可能由皮肤感染导致，因此应给予广谱抗生素。抗真菌药物如两性霉素 B 脂质体复合物也应给予，外科会诊清创术也应立刻进行，因为毛霉菌病患者常有高发病率及死亡率。

**23. 答案 a**

患者为尖端扭转型室性心动过速。对此类心律失常应立即采取的措施包括改善电解质及去 QT 延长类药物。给予静脉注射镁 2 g 可终止先天性或获得性 QT 延长患者的尖端扭转型室性心动过速。镁对于此类心律的作用机理尚不完全明确，但它可能涉及钠钙通道阻断的效应。

**24. 答案 c**

抗心磷脂抗体及狼疮抗凝物（或狼疮抑制物）是 2 种主要的会影响血小板膜磷脂的初级抗体。因此其紊乱会导致血小板聚集及血栓形成。狼疮抗凝物常导致活化部分凝血活酶时间延长。急性发作时，铁蛋白水平常升高 $800 \sim 1000$ 倍，抗磷脂综合征也被看作是高铁蛋白血综合征的一种。$\beta_2$-糖蛋白 1 抗体检测结果会出现升高，比抗心磷脂抗体更少见，但在诊断抗磷脂综合征时更具特异性。该检测不应与 $\beta_2$-微球蛋白检测搞混，后者用于确定多发性骨髓瘤、白血病与淋巴瘤中的肿瘤标记物。它也用于肾移植后追踪患者排斥反应或肾小球与肾小管的损伤。

**25. 答案 d**

输血相关急性肺损伤（TRALI）是急性呼吸窘迫综合征（ARDS）的一种，发生于输血后数分钟至最多 6 小时内，且无其他原因。TRALI 的风险在使用血浆及血小板时更高，但 TRALI 也可发生于任何血液制品的输液过程中。TRALI 患者常常存在其他全身炎症反应的迹象，如发热或低血压。因此尽管

TRALI 应在鉴别诊断阶段考虑,在该例中可能性不高。该患者年轻,无心血管病史或风险因素,容量过负荷或围术期心肌梗死的可能性不高。吸入相关的肺损伤也不太可能发生于无吸入的情况下。上呼吸道阻塞移除后喉痉挛短暂出现强烈指向负压性肺水肿。

**26. 答案 c**

该患者患有糖尿病酮症酸中毒(DKA),有较高可能存在胃肠道疾病,并与未服胰岛素有关。大多数 DKA 患者因糖尿表现出严重的脱水。该患者的脱水因呕吐和未进食而加重。初步措施应集中于晶体溶液容量复苏。代谢性酸中毒中细胞释放钾,因此血清钾水平通常正常。即使血清钾正常,患者仍可能存在全身钾匮乏。该患者钾水平低,因此应考虑严重钾流失,并且肠外补充钾应于胰岛素输注前进行,此外可能发生严重低钾血症。

腹痛是 DKA 的常见情况,尽管可能存在原发性腹痛疾病,初步治疗应集中于恢复血管容量状态及治疗电解质紊乱。虽然动脉管可帮助监测血流动力学及采血液样本,但它并不是下一步最佳措施。患者转出重症监护室前,内分泌会诊有助于提供过渡至皮下胰岛素疗法的措施及门诊建议,但这也不是急性发作期应采取的措施。

**27. 答案 d**

癌症治疗(化疗、放疗或生物制剂)开始后不久发生的急性电解质紊乱(高钾血症、高磷血症和低钙血症)伴高尿酸血症符合肿瘤溶解综合征(TLS)。Cairo-Bishop 化验及临床检查流程可用于诊断 TLS。尽管心房颤动伴快速心室反应常与血流动力学改变关联,并且可能造成患者肾功能不全,但心房颤动和急性肾损伤同时发作的潜在原因可判断为 TLS 造成的急性严重电解质紊乱(高钾血症、高尿酸血症及低钙血症)。利妥昔单抗不能造成急性间质性肾炎;事实上,它被用来治疗免疫球蛋白 G4 相关系统疾病关联的肾小管间质性肾炎[Nephrol Dial Transplant,2011,26(6):2047 - 2050]。该患者查体及胸部放射片不支持肺炎,其他结果支持脓毒症但化验结果可被 TLS 更好地解释。溶酶体水平高,进而出现的白血病诱发间质性肾炎中,钾消耗增加,形成低钾血症,并非本例中患者的高钾血症。

**28. 答案 c**

患者可能存在严重系统性血管炎累及肾脏和肺部,且并发于弥漫性肺泡出血(DAH)。DAH 是一种以低氧、肺泡浸润,通常还有贫血和咯血为特征的临床综合征。通常出现潜在的抗中性粒细胞胞浆自身抗体相关血管炎或结缔组织病。应行支气管镜检查以排除感染及确定肺泡出血。当存在该临床疾病,且 DAH 成因为系统性血管炎的怀疑度较高时,即使关于感染性病因的化验结果仍未给出,也应尽早给予高剂量糖皮质激素,通常还应给予环磷酰胺或利妥昔单抗。应修复任何潜在的凝血障碍,但本例患者国际标准化比值正常,因此给予新鲜冰冻血浆并不是最佳答案。血浆置换术的指征为肺出血-肾炎综合征,但仅在存在其他 DAH 原因时进行相关检测,因此仍应先给予糖皮质激素。尽管该患者需要透析,难治性低氧需先紧急针对潜在病因处理。超声心动图未显示液体超负荷,因此利尿对肺泡出血的帮助作用有限。

### 29. 答案 c

神经系统副肿瘤综合征(PNS)的发病机制与自体免疫应答相关,对其认识伴随着多种抗体的发现而提高。根据定义,PNS 为癌症的一种影响,其并非由原发肿瘤和转移灶直接引起。其他病因如感染及代谢紊乱,应当予以排除。

### 30. 答案 d

该患者满足严重复杂性难辨梭菌感染(CDI)的多条标准:严重脓毒症、低血压、重症监护,以及肠梗阻。静脉注射万古霉素并非肠道 CDI 的治疗方法。粪便微生物移植用于修复复发性 CDI,很少用于昏迷严重 CDI。静脉注射免疫球蛋白用于严重、难治或复发性 CDI,但成功率有限。非达霉素为大环内酯类抗生素,效果类似万古霉素,且该药物在严重复杂性 CDI 治疗中的作用尚不明确。外科手术对于 CDI 的作用优异,且应在严重复杂性 CDI 患者发生结肠穿孔或中毒性巨结肠前进行。手术介入治疗能拯救脓毒性休克患者生命,且尽早考虑,因为在白细胞计数提高至 $50\ 000 \times 10^9/L$ 或血清乳酸盐水平提高至 5 mmol/L 时围术期死亡率较高。对严重复杂性 CDI 患者,推迟手术常带来不良后果,乃至死亡。因此,如患者出现脓毒症、巨结肠或最大药物治疗失败,则外科会诊应尽早准备[Mayo Clin Proc,2012,87(11):1106-1117]。

### 31. 答案 c

在休克的初始阶段,使用晶体液输注。世界卫生组织的指南推荐,当注意到反应不佳时可给予明胶基、葡聚糖基或淀粉基胶体。胸腔积液通常不需要放置胸管,因为液体是渗出液,使用胸管可能会出现明显的出血风险。血液制品如红细胞悬液或新鲜全血已被推荐用于出血性并发症。很少有证据支持预防性使用血小板或血浆输血。没有证据支持使用皮质类固醇、静脉注射免疫球蛋白或重组因子Ⅶ浓缩物。

### 32. 答案 e

该患者反复发烧,传染病检查结果为阴性。患有局部蜂窝织炎的患者不可能出现发热和持续性败血症的特征数月。升高的血清甘油三酯、铁蛋白水平,骨髓活检有红细胞增多症的证据,白细胞减少是噬血细胞综合征的特征,可能提示诊断。确认需要进一步的证据,如高水平的可溶性白细胞介素 2 受体,还应评估噬血细胞增多的继发性原因,如非典型感染(如组织胞浆菌、病毒和自身免疫性疾病)。

**33. 答案 b**

应该开始使用第三代头孢菌素,因为该患者的多形态核中性粒细胞计数超过 $250/\mu L$,并且他可能患有自发性细菌性腹膜炎(SBP)。培养阴性的神经细胞性腹水患者的症状和死亡率与 SBP 患者相似[Hepatology,2009,49(6):2087-2107]。当获得随访的腹水时,这些患者中约有 34.9% 具有阳性培养物[Hepatology,2009,49(6):2087-2107]。

**34. 答案 b**

结节性多动脉炎通常是一种抗核抗体阴性血管炎,影响中型到小型动脉。除胃肠道皮肤和神经系统外,肾脏是最常见的受血管炎影响的器官。通常患者处于 30~50 岁,并出现全身症状,如疲劳、关节痛、体重减轻或发热。他们也可能出现周围神经病变或多发性单神经炎和皮肤结节、紫癜、睾丸梗死,或原发性肾脏受累(如本问题中的患者)。在 30%~40% 患者中记述了与乙型肝炎病毒感染相关联。它没有特定的诊断标准。通过肾血管造影证实诊断,在肾动脉中或在受影响的器官(例如,皮肤或神经)的活组织检查中显示出特征性的许多微动脉瘤。单独使用皮质类固醇或与环磷酰胺联合治疗有助于诱导缓解。

**35. 答案 e**

该患者患有格林-巴利综合征,由于相关吞咽困难引起的呼吸事件继发呼吸恶化,该综合征最初未被识别。当镇静停止时,完整的临床综合征变得明显。无反射、弛缓性四肢瘫痪,肌酸激酶水平正常和复合肌肉动作电位波幅降低可见于危重疾病神经病变(CINM)和格林-巴利综合征;然而,CINM 不会发生孤立的颅神经病变。患者颅神经麻痹和神经传导研究中传导速度减慢是格林-巴利综合征诊断的线索[Muscle Nerve,2013,47(3):452-463]。

**36. 答案 d**

患者长期服用高剂量喹硫平并同时使用丙氯拉嗪治疗偏头痛急性发作,继而出现抗精神病药物恶性综合征(NMS)。精神状态的改变和僵硬是 NMS 检查的典型特征,Foley 导管引流袋中的红色尿液可能与横纹肌溶解症的肌红蛋白尿一致。然而,最令人担忧的是患者的自主神经功能障碍和呼吸窘迫,伴有低血压和高碳酸血症的呼吸衰竭,胸壁僵硬和可能的误吸。丹曲林、溴隐亭和可能的碳酸氢盐可酌情使用,但最好立即采取的措施是气管内插管和机械通气以稳定生命体征。对于患有 NMS 自主神经功能障碍的患者,应该使用低剂量的快速代谢药物[Neurol Clin,2004,22(2):389-411],谨慎使用抗高血压药物。

**37. 答案 b**

N-乙酰半胱氨酸(NAC)治疗将是该患者管理的最佳下一步措施。对乙酰氨基酚中毒是最有可能给她的诊断,根据病史和临床表现,提示2期对乙酰氨基酚中毒。尽管NAC在对乙酰氨基酚摄入后8小时内具有最大功效,但是即使摄入后48小时内给予NAC也可以改善预后[Crit Care Clin,2012, 28(4):499-516]。口服和静脉注射NAC治疗在早期给药时已被证明同样有效预防肝功能衰竭。由于缺乏直接比较,给药途径可由药物可用性和患者口服药物的能力决定[West J Emerg Med,2013,14(3):218-226]。西咪替丁(选项a)已被证明对动物模型中的对乙酰氨基酚中毒有益,但人类的数据并不令人信服。血清对乙酰氨基酚水平(选项c)可用于在摄入后最初24小时内指导治疗。该患者已有36小时的症状,尽管可以使用增加的水平来确认诊断,但对乙酰氨基酚水平无助于根据列线图指导治疗。没有证据表明为获得最重要的鉴别诊断而推迟救治是合适的。乳果糖治疗(选项d)可以用于治疗肝性脑病。虽然它不是下一步骤,但可以在临床过程的后期使用。治疗高氨血症的病因比调整血清氨水平效果更好。血清乙醇水平(选项e)可能有助于急性酒精肝炎的诊断。然而,这名患者症状在36小时前开始,所以血液酒精浓度会下降。天冬氨酸氨基转移酶与丙氨酸氨基转移酶的比值和氨基转移酶的绝对值不支持酒精性肝炎的诊断(其中该比值通常>2:1,且两种酶水平通常≤500 U/L)。

**38. 答案 e**

已有报道表明,反射亢进、肌肉僵硬、局灶性神经功能缺损和去大脑姿势均为严重肝性脑病的表现。局灶性神经功能缺损和去大脑的姿势不太常见,可能提示更高级或严重的神经损伤,早期识别和评估其他原因至关重要。

**39. 答案 a**

未能排除所有混杂因素是临床检查中确定脑死亡的危险陷阱。对于这名患者,考虑到酒精中毒史,检查血清酒精含量是非常重要的,因此患者跌倒可能源于醉酒。此外,血清电解质、肝功能、肾功能和血糖的评估也是必不可少的。在核心温度为33 ℃时不能进行可靠的神经系统检查。在进行临床检查之前,应将患者温热至常温。她在插管期间接受了咪达唑仑和维库溴铵,因此不能排除这些药物残存的影响。由于存在所有这些混杂因素,最好推迟急诊科的脑死亡检查。偶尔患者会对四肢的有害刺激产生刻板反射运动反应,这些反射的存在并不表示脑干或大脑半球的任何残余功能,因为它们通常通过脊髓介导[Neurology,1995,45(5):1012-1014]。因此,它们不一定排除脑死亡的宣告。

**40. 答案 c**

静脉-静脉体外膜肺氧合（ECMO）是治疗单发性呼吸衰竭的成人患者的首选治疗方法,而静脉-动脉 ECMO 是孤立性心力衰竭或心肺功能衰竭的首选治疗方法。神经肌肉阻滞(选项 a)可用于早期 ECMO 中尽管 ECMO 已开始,但患者继续出现严重缺氧的情况。随着氧合作用的改善,无论 ECMO 的持续时间如何,都应该停止神经肌肉阻滞,毫无疑问应该在断开 ECMO 之前停止。机械通气(选项 b)对于接受 ECMO 的患者经常持续进行,肺保护策略包括更高的呼吸压力(> 10 cmH$_2$O)和峰压小于 30 cmH$_2$O(理想情况下 < 25 cmH$_2$O),以防止呼吸机相关的肺损伤和肺塌陷。目前,没有证据表明预防性使用抗菌药物(选项 d)可防止此类患者的中心静脉导管相关感染,因此,指南不推荐这种预防感染的策略。机械通气超过 7 天(选项 e)被认为是 ECMO 启动的相对禁忌证(根据当前的体外生命支持组织指南),因为在开始 ECMO 治疗之前通气时间较久,预后较差。

**41. 答案 c**

该患者存在静脉注射药物滥用、心内膜炎病史,此为急性二尖瓣反流的潜在原因。30%的中度或严重二尖瓣反流患者未发现收缩期杂音。心电图结果可能正常或无特异性。尽管心脏导管能给予急性二尖瓣反流诊断,超声心动图是更佳的选择,因为后者风险更低,更容易实行。此外,超声心动图能确定二尖瓣反流的机理。计算机断层扫描可进一步确认双侧浸润,但相比超声心动图,在诊断急性二尖瓣反流上不具优势。

**42. 答案 d**

该患者情况符合肠梗阻。尽管已知条件无法用来判断缺血的确切原因,可能的原因包括支架阻塞(如支架内血栓)、支架移位及栓塞。外科手术介入对此休克的腹部缺血或梗死患者来说是确定性治疗。尽管腹部计算机断层造影扫描(选项 a)有助于诊断,但外科手术更为重要。

**43. 答案 a**

根据已知信息,提示为围植入术呼吸窘迫综合征,应给予经验性高剂量甲泼尼龙。患者在植入期存在中性粒细胞减少性发热、腹泻、呼吸困难、双侧浸润及皮疹,且无证据支持心源性肺水肿。静脉类固醇皮质激素得到良好效果证实诊断。呋塞米(选项 b)可能有助于容量超负荷造成的肺水肿。发生心源性肺水肿时,胸部放射片典型发现为裂隙中液体及心脏扩大。脑利钠肽水平一般出现升高。也可能存在大容量液体和血液制品输液史。弥漫性肺泡出血可出现于异体或自体植入期(中位发病时间:11~24 天)。以类固醇皮质激素治疗,多数患者需要机械通气。支气管肺泡灌洗(选项 c)显示,分节支气管多染或 40%以上含铁血黄素肺泡巨噬细胞逐渐浸润。接近三分之一围植入期呼吸窘迫综合征患者同时具有弥漫性肺泡出血。特发性肺炎综合征的中位发病时间介于21～87日之间。治疗方法包括支持性治疗及抗感染治疗。肺部活检(选项d)可能显示弥漫性肺泡损伤、肺炎及间质淋巴细胞炎症。继续当前措施(选项e)可能会导致呼吸窘迫恶化,需机械通气及额外的有创诊断检测。

**44. 答案 d**

该患者可能存在肋骨骨折(X线平片常忽视)伴潜在性肺挫伤。限制静脉输液能避免肋骨骨折伴潜在性肺挫伤患者出现肺水肿恶化。此外,胸部计算机断层扫描可协助更好地判断肺挫伤程度,对诊断X线平片可能漏过的隐匿性气胸也有帮助。但此时未出现气胸或血胸的证据,因此没必要置胸管(选项a)。同样,文献不支持肋骨骨折行预防性胸管插入。胸部放射片显示纵隔和心脏轮廓正常,脉压正常,无主动脉夹层或心脏填塞临床迹象,对这几种疾病采取诊断性或治疗措施(选项b和e)是无必要的。该患者格拉斯哥昏迷量表评分为15,且无意识障碍病史,因此右中肺浸润不太可能继发于吸入性肺炎(选项c)。

**45. 答案 e**

甲状腺激素替代治疗的适当剂量未给出,相关治疗方案的证据比较匮乏。黏液水肿是一种存在致命性的症状,需要多方面的积极治疗措施。三碘甲状腺原氨酸生效迅速。如存在肠梗阻,考虑到肠功能情况,不推荐口服途径。

**46. 答案 b**

出血时间不常用,并且用其检测血小板功能,无助于进行该诊断。应采取除此外的所有其他测试以帮助诊断。

**47. 答案 b**

超声检查是一种便携、可靠的用于诊断或排除气胸的工具。肺滑动征(与顶叶和内脏胸膜之间发生的呼吸同步的规律性节律运动)的存在,B线(胸膜产生的高回声垂直伪影)或肺点(内脏的微妙节律性运动)排除了气胸[Crit Care Med,2007,35(5增刊):S250-S261]。消失的肺滑动征并不仅符合气胸,它可以出现于各种状况,包括急性呼吸窘迫综合征、肺不张和胸膜联合[Crit Care Med,2007,35(5增刊):S250-S261]。然而,在适当的临床资料背景下,消失的肺滑动征对诊断有帮助。该图是左前胸膜的M型图像,显示了多层水平线。它们被称为平流层标志,并且在M型超声检查中,指示非滑膜胸膜和肺实质[Crit Care Med,2007,35(5增刊):S250-S261]。这一征象高度提示这位先前健康的患者发生持续性钝性胸壁创伤后出现气胸。他出现了提示张力性气胸的症状和体征,包括心动过速、低血压、呼吸音减弱和需氧量增加,应进行针胸廓造口术。

**48. 答案 c**

尽管缺乏证据,但建议采用双倍剂量奥司他韦治疗(每次 150 mg,每日 2 次),治疗时间较长(>10 天)。2009 年 H1N1 流感病毒大流行期间在东南亚进行的最大的多中心研究显示:将双倍剂量治疗与标准剂量治疗进行比较,在重症监护室停留时间、机械通气持续时间、病毒清除率或死亡率方面没有差异。

**49. 答案 b**

这是心肌梗死后综合征或晚期心包炎心脏损伤后综合征的经典表现。它是一种免疫介导的心包炎,通常在心脏损伤后 4~6 周发生。最为广大学者所接受的理论是心脏损伤释放先前隐藏的心脏抗原并诱导形成针对心包细胞和局部炎症的自身抗体。因此,心肌梗死后综合征在急性冠状动脉综合征(ACS)、心肌炎和心包切开术后出现。它是自限性的,以发热、胸痛和心包摩擦为特征,通常可用非甾体消炎药成功治疗。选项 a 描述病毒性心肌炎,与最近的梗死无关并且经常伴随急性心力衰竭而发生。选项 c 是 ACS 的组织学描述,通常不伴有发热或心包摩擦,并且心电图(ECG)通常显示没有 PR 间期变化。选项 d 解释了食管痉挛的潜在机制,在硝酸甘油减轻严重的胸骨下胸痛时可能发生。然而,此种情况通常不伴有心电图改变、发热或心包摩擦。选项 e 解释肋软骨炎的病理生理学,这是疼痛的常见原因,然而,它与听诊或电气检查结果无关,因此此种诊断不太可能。

**50. 答案 c**

发生去饱和,患者需要补充氧气。患者有一个困难的气道,故声带没法可视化。首先,必须提高患者的氧饱和度,然后安全地接近其气道。紧急情况下,如果不能通过使用先进技术(光纤插管)成功插管,那么外科气道肯定是一个应该考虑的选择。由于患者口咽部显著水肿,刀片的更换或尝试视频喉镜插管不太可能改善可视化。